em cada
instante
nascemos
e morremos
bilhões de
vezes

CB128017

monja coen

em cada instante nascemos e morremos bilhões de vezes

academia

Copyright © Monja Coen, 2024
Copyright © Editora Planeta do Brasil, 2024
Todos os direitos reservados.

Preparação: Fernanda Simões Lopes e Ligia Alves
Revisão: Caroline Silva e Fernanda França
Projeto gráfico e diagramação: 3Pontos
Capa: Gabriela Pires
Imagem de capa: Gravura *Klimop*, de Kamisaka Sekka (Kioto, 1909)

Dados Internacionais de Catalogação na Publicação (CIP)
Angélica Ilacqua CRB-8/7057

Coen, Monja
Em cada instante nascemos e morremos bilhões de vezes/ Monja Coen. – 1. ed. – São Paulo: Planeta do Brasil, 2024.
224 p.

ISBN 978-85-422-2717-8

1. Mensagens 2. Vida – Reflexões I. Título

24-1963 CDD 158.1

Índice para catálogo sistemático:
1. Mensagens

MISTO
Papel | Apoiando o manejo florestal responsável
FSC® C112738

Ao escolher este livro, você está apoiando o manejo responsável das florestas do mundo

2024
Todos os direitos desta edição reservados à
EDITORA PLANETA DO BRASIL LTDA.
Rua Bela Cintra, 986 – 4º andar
01415-002 – Consolação – São Paulo-SP
www.planetadelivros.com.br
faleconosco@editoraplaneta.com.br

Sumário

De mansinho

Quero envelhecer de mansinho,
aos poucos, devagarinho,
sabendo que estou a envelhecer.
Sentindo o gosto da velhice em cada parte do ser.

Vai tardando, outonal.
Brisa suave e ventania a derrubar galhos, folhas e o varal.
Vão passando as horas, os dias, os anos, as alegrias,
as melancolias, tristezas e incertezas.
Vou também passando, ora apressada, ora bem devagar,
sem chegar aonde nunca é terminal.
Sem começo e sem fim.
No instante em que se nasce, já se começa a morrer.
Morri ontem e hoje também.
Renasço.
Continuo surgindo e desaparecendo sem cessar.
Sou o caminho e a verdade, sem nada a esconder, sem
nada a alcançar.
Ainda assim, vou surgindo e me escondendo na barra da
saia de uma trisavó indígena e da outra tetravó negra.
Todas as ancestrais habitam em mim.
Desde a época anterior à das cavernas cavernosas,
escuras, frias, descabeladas e fortes.

Suportando o insuportável com dignidade e honra.
Sou elas e sou eu, que não sou por ser mutante, transiente, passageira, me transformando a cada instante.
Minha continuidade é um descontínuo ir e vir.
Continuo morrendo e renascendo a cada instante, bilhões de vezes em poucas horas.
Poetas de minha infância surgem retalhados, aos pedaços, estilhaçados, sem nome ou sobrenome.
Trechos soltos que ficaram gravados na memória hoje lacerada por excesso de informação.
Por que será?
Será que é assim?

"No instante em que se nasce,
já se começa a morrer.
Morri ontem e hoje também."

O gosto da morte

Talvez o texto inicial do capítulo anterior, vindo de uma poesia mal memorizada declamada por minha mãe, fosse na verdade assim: ***Quero morrer de mansinho aos poucos, devagarinho, sabendo que vou morrer, sentindo o gosto da morte...***

Mas qual é, afinal, o gosto da morte? Ela pode ser ácida, azeda, doce, melada, amarga, adoçada de carinho, deixando saudades. Pode ser serena, repentina ou vagarosa, ou mesmo arrastada, para desespero, aflição, angústia de quem cuida dessa pessoa que está morrendo.

No espelho acompanho as rugas se formando, os cabelos clareando, a vista enfraquecendo, os músculos afrouxando.

Ainda que faça exercícios, tente fazer regimes, raspar os cabelos e os pelos que insistem em crescer no queixo, é diferente hoje. Na minha juventude não era assim.

Agora tudo se transforma sem cessar: o corpo, a mente, o espírito. O nariz cresceu. As orelhas e os pés também. Nas mãos, os dedos grossos e tortos de artrose não se deixam ser esquecidos.

A vontade de viver jovem para sempre se perde, mas sem perder com ela a vontade de viver e ser.

Reconheço e aprecio o vovô português, careca de cara redonda, como a minha de agora, com a qual me surpreendo ao me olhar no espelho: eu sou eu e sou ele; ele em mim e eu nele. No espelho, vejo ainda a mãe idosa e jovem, a criança e a adolescente, a jornalista, a feminista, a monja e toda uma linhagem de Budas ancestrais. Sou em todas e todas são em mim.

Podemos envelhecer de forma macia, com ou sem dignidade. E, durante esse processo, rir e chorar, ficar neutro, brigar, ir esquecendo sem pressa, sem esforço para lembrar. Já sem a necessidade de mostrar ao mundo coisa alguma.

Viver a cada instante todos os momentos da vida, que podem ser os últimos.

Repetir frases antigas e novas, criar novas maneiras de ser. Declamar de memória poemas da infância e músicas da juventude, ainda que apenas trechos, confusamente misturados. Isso porque a memória, minha amiga e inimiga, algumas vezes confunde o futuro com o presente.

Sigamos juntos nessa jornada da vida: cada dia nunca é mais, é sempre menos.

Porém, nem por isso essa certeza deixa de causar espanto ou aflição, além da dor nos joelhos e nas costas, ou do sono em horas estranhas e da insônia nas noites com ou sem lua.

Ah, a lua! Esta continua encantando a todos, mesmo sabendo que é apenas um pedaço de terra em que habitam um coelho batendo arroz num pilão e São Jorge, o cavalo e um dragão.

O sol, por sua vez, alimenta o corpo e a mente pelas plantas e sementes. E envelhecemos mais rápido quanto mais nos expomos a ele durante a vida.

Ao longo desses pensamentos, me vem à mente a seguinte imagem: uma pessoa com a pele seca e dura, queimada, enrugada, boca sem dentes e unhas quebradas, usando um vestido de chita e sandálias de borracha. Os cachos emaranhados nos cabelos grisalhos, no borralho, pelas cinzas do carvão poluente no fogão a lenha. A comida queimada pelo esquecimento.

Ou a comida crua pela pressa. Pressa de quê? Ela já não tem mais para onde ir nem de onde vir. Está velha, velhaca. Barriguda, com as roupas marcadas e sujas pelas babas e os restos de comida. Ou esquelética, pele sobre ossos, endurecida pela vida. Agora já precisa de alguém para o banho, a privada, o fio dental e a navalha.

Ela corta o passado e afia o presente, tentando reconstruir o que nunca foi construído. São sonhos e fantasias, alegrias e tristezas, mortes e nascimentos deixados pelo caminho.

A quantos enterros já foi na vida? E casamentos? Divórcios?

Foram quantas separações? Traições? Mentiras e embustes, falsidades e falsetes?

Sonhando, a velha resiste com o dedo em riste a toda gente feia com genes feiosos que se espalham pela Terra; ela aponta para a lua, que se esconde faceira no alto de uma palmeira.

Como Alice no País das Maravilhas, escuta: "É tarde, é tarde, é tarde". E seu coelho vai embora outra vez...

Ela diminui, fica minúscula, e depois cresce muito, fica maior que o mundo. Mas, subitamente, sufoca, engasga, e precisa beber muita água.

Ao ir ao banheiro para urinar, a barriga despenca e, com ela, a bexiga. A velha se levanta e descobre sangue no papel higiênico.

Um pedaço de veia que salta pelo ânus. São hemorroidas.

Tanto regime, dieta, tristeza, falta, e tantos excessos compensados na velhice. Costuma sentir também dor na sola dos pés e cãibra no meio da noite, o que a faz sempre levantar e dar uns pulinhos aos pés da cama.

Será que adianta se deitar mais do lado direito do que no esquerdo, por exemplo, para ter menos rugas?

Passo a sentir dor nas juntas dos dedos, e logo a curva da artrose marca as mãos que um dia foram lisas, mas das quais agora as veias saltam esverdeadas.

Estranho corpo humano: depois de mais de 77 anos, ainda o acho estranho. Era belo, e agora é feioso, murcho e com todas as marcas eternas das passagens, viagens, aventuras, desventuras, sucessos e fracassos.

A pele com manchas da idade, manchas de átomos mortos que não renascem. A morte do corpo é a morte do espírito, mas não a do Santo Espírito, que permanece intacto em algum plano desconhecido e íntimo. Inseparáveis, a alma e o espírito se confundem com as entranhas fétidas e cansadas.

O coração bate, mas não se arrepende do que fez ou do que não fez; ele apenas bate. Até chegar o momento de se aquietar para sempre.

Até lá, apreciemos os textos funestamente fúnebres e desinteressados sobre o aquecimento global, o ar poluído, os bichos queimados, as matas em chamas, as casas ruindo e as pessoas na lama. Que grande bagunça!

Ainda há guerras e foguetes mortais, como fogos de artifício cortando o azul do céu a que as estrelas assistem sem poder tomar partido, apenas observando crianças, cãezinhos, pássaros, plantas, insetos e solo sendo destruídos pela ganância, raiva e ignorância.

Mas meu mundo puro jamais será destruído. E onde ele fica? Como chego a ele?

Na verdade, já cheguei e já parti, e ainda estou aqui. Absoluto e relativo se integram, como uma caixa e sua tampa. Sem ir nem vir. Somos a gota de orvalho na relva do amanhecer.

A manhã também envelhece, como a tarde e a noite. Os períodos do dia nascem e morrem, como o sol e a lua.

Todos envelhecem e se cobrem de marcas da vida e da morte.

Silêncio.

Já não há tempo de ser ou de não ser.

Envelheço como quem não liga, embora ligue sim, e telefono, falo, agito. Eu sinto a fraqueza, o cansaço, a preguiça, os dedos no teclado digitarem sentindo teclas macias e leves de alguém que envelheceu, emagreceu e morreu deixando a maçã mordida como legado, eternizado.

Será que o Steve se importa se o seu Jobs continua ou desaparece?

No final, tudo envelhece. Computadores, celulares, inteligência artificial e não artificial. Inteligências e múltiplas funções. Aritmética, Matemática, Física, Química, Português, História, Geografia, Filosofia. Ah, santa Filosofia! Quanta alegria poder questionar...

“A manhã também envelhece,
como a tarde e a noite.
Os períodos do dia nascem e
morrem, como o sol e a lua.
Todos envelhecem e se cobrem
de marcas da vida e da morte.
Silêncio.
Já não há tempo de ser
ou de não ser.”

Inteligência espiritual: quem sou, o que sou, por que sou e deixo de ser? O que é a vida? A morte? Barganha? A vida é um eterno procurar, pesquisar, encontrar, perder, remeter e avançar.

A criança chora, ama, casa, descasa, tem filha, vira mãe, depois avó e bisavó. Estamos cada vez mais distantes das crianças e mais próximos dos idosos, mais facilmente reconhecíveis nas telas, nos livros, nas ruas.

E nesse momento da vida chegam a artrite, a artrose, a demência senil, as veias saltadas nas pernas que levam agulhadas de espuma e a pele da retina curva que não vê linhas retas.

Os questionamentos que sempre nos rondaram continuam na velhice, embora tomem outra direção. Se fizer aquela cirurgia recomendada pelo médico, vai se recuperar? Nem sempre. Come ou não come? Bebe ou não bebe? Fazer dieta? Para quê? Para a saúde? Para viver mais um dia, mais uma hora? O peso da prega da barriga que chega à perna. Resultado: hérnia. Opera ou não opera?

Volto a um tempo em que fui à ópera no Theatro Municipal de São Paulo pensando no vestido de festa na frisa com a mãe e a irmã, o veludo vermelho das cadeiras. Palco, vozes, cantos, música, cores. E silêncios. São memórias saltitantes ainda presentes neste breve momento.

Em cada instante nascemos e morremos bilhões de vezes.

Tenho agora 77 anos. O ano é 2024.

Mãos em prece,
Monja Coen

“No final, tudo envelhece.”

Uma veia bailarina

Dentro da maca de ressonância magnética, me sinto uma estrela de cinema. É mesmo uma máquina incrível, como se eu estivesse em um ambiente futurístico. Daí surge uma voz: "Prenda o ar". A máquina está fazendo um movimento de vaivém ou é a maca que está se mexendo? "Agora solte o ar", diz a voz novamente.

Algumas vezes o comando é repetido, momento em que me lembro de uma pesquisa sobre a mente humana feita pelo Hospital Albert Einstein em parceria com a Escola Paulista de Medicina da Universidade Federal de São Paulo de que fiz parte. Abordava a maneira como se comportam a mente de quem medita com frequência por anos, a de quem nunca meditou e a de quem eventualmente medita.

Em um retiro zen silencioso, vários grupos de pessoas foram submetidos à ressonância magnética antes e depois de cinco dias – meditavam durante cinco dias e depois faziam outra ressonância para avaliar as mudanças no cérebro –, período em que ficaríamos hospedados em um convento católico.

O último grupo era formado por mulheres pacientes oncológicas, com exceção de um único homem. A experiência foi difícil, pois, embora houvesse um médico que acompanhasse as pacientes, e oferecesse a elas presentinhos, nenhuma estava mais sob químio ou radioterapia; todas já estavam em processo de cura.

Todas tinham queixas semelhantes e uma grande necessidade de comunicação, psicodrama para fins terapêuticos e afeto. Reclamavam muito do silêncio, sobre o qual não foram avisadas, e sempre encontravam meios de pedir para passar por uma consulta com o médico; elas também recebiam chocolates antes de entrar na sala de zazen.

Ah! Ninguém sabia exatamente pelo que elas passavam, ninguém de suas famílias as entendia. Por seu sofrimento individual e único, mereciam tratamento especial, mas ninguém havia dito a elas que não seriam realizadas as atividades que o médico presente costumava fazer com os grupos de pacientes oncológicos, como o compartilhamento de suas dores e problemas, choros, abraços, alimentos, carinho.

Um seco zen.

O professor escolhido pelo médico para dar aulas de yoga não teve formação de yoga tradicional e usava o tempo da classe (escrita em um papelzinho que precisava constantemente consultar) para conversar e aliviar a dificuldade que suas amigas pacientes impacientes sentiam de ficar em silêncio. É bem sabido que em um retiro zen de silêncio não pode haver brechas de conversas paralelas, o que, evidentemente, não estava sendo respeitado por esses auxiliares – essa parte da pesquisa foi muito difícil.

O nobre silêncio, como chamamos no zen: a experiência extraordinária e mágica de estar você com você; ouvir a própria mente e o silêncio interior.

O resultado dessa pesquisa conduzida por Elisa Kozasa por volta de 2015 foi divulgado nas revistas internacionais de ciência: "Quem medita de forma sistemática por anos é capaz de resolver questões antagônicas sem muita necessidade de oxigênio no cérebro".

Uma das participantes da pesquisa achou aquela conclusão estranha, talvez por alguma expectativa frustrada.

Na tela do aparelho de ressonância foram usadas cores e palavras referentes a cores, mas que representavam outras cores; por exemplo, a palavra *azul* escrita em amarelo, para o participante responder rapidamente a respeito da cor.

Diante de testes como aquele, eu respirava conscientemente, sem pressa e sem preocupação em acertar. E com leveza, o que sempre penso tornar as coisas mais fáceis.

Naquela oportunidade, conheci cientistas inteligentes e capazes, convivi com pessoas diferentes e até recebi um elogio de uma jovem, que não era uma das pacientes oncológicas, que me disse: "Pensei que era balela da senhora, mas o silêncio, o zen, realmente é transformador".

Outra grande questão que a jovem colocou foi se aquela sensação de prazer e unidade, pertencimento e compreensão ali obtida teria continuidade em sua vida ou seria passageira, como todo o restante. "Ah, sim.

Tudo passa, inclusive o bem-estar, o despertar. Por isso a importância da prática permanente, incessante, persistente", respondi.

Tudo passa: o estado de Buda e o estado ignorante. Tudo passa: momentos, dias, memórias, sentimentos, emoções.

Depois de relembrar esse momento da minha vida, me deparo novamente com o ambiente do hospital – o sangue está, sim, correndo nas veias e a ultrassonografia das carótidas mostra o líquido vermelho passando e um estranho som, de filme de suspense... o sangue soa, passa.

Envelhecer é também criar intimidade com macas e exames variados. O pior de todos, para mim, é o exame de sangue. Mesmo a agulha para recém-nascidos ainda é grossa para minhas veias finas. A sensibilidade é incrível, não somente no furo da pele e da veia, como em todo o braço e nas mãos.

"Perdi a veia. Ah! Recuperei". Sem olhar para o braço, ouço a enfermeira comentar: "Bailarina, uma veia bailarina".

E isso me faz lembrar, vagamente, de quando comprei sapatilhas de ponta no Capezio, em Los Angeles. Também me recordo dos regimes, de pesar 47 quilos de puro

"Tudo passa: o estado de Buda e o estado ignorante. Tudo passa: momentos, dias, memórias, sentimentos, emoções."

músculo – hoje peso mais de oitenta, mas de gordura –, de dançar na ponta, de usar roupas de lã no verão para transpirar na aula, de repetir e repetir os mesmos exercícios 32 vezes.

Nossa professora, da escola russa, era severa e gentil. Qualquer sentimento de tristeza ou melancolia era acalmado com um bolo de festa.

Outra professora, brasileira, resolvia seus problemas comendo um sanduíche de tomate com azeitona. Já no mosteiro, algumas professoras traziam doces, bolos e guloseimas para que as noviças ficassem macias, quietas, digerindo sem aflições.

Meus pensamentos são interrompidos pela aflição da agulha na veia, fugindo, escapando. A enfermeira nem precisaria ter falado nada, mas escuto um "veia danada, medrosa, fujona". Percebo a agulha retroceder e a enfermeira tentar de novo. Mas os tubos ficam finalmente cheios, sinto o sangue sair e recebo a recomendação de não fazer força com o braço no qual ela coloca um esparadrapo. A sensação é de alívio: ufa, terminou!

O braço não ficou com o grande hematoma das outras vezes. Aquela era uma boa enfermeira.

A pele fica mais fina e é só fazer qualquer esforço para pegar algum objeto ou abrir uma garrafa de água que os hematomas surgem nos dedos: a dor é pela veia que se partiu.

Se por acaso bater a mão, os braços, a perna, os pés, o tronco de alguma forma, logo os hematomas surgem e o corpo fica colorido. Primeiro escuro e depois vai desbotando, do azul ao roxo-escuro, e vai clareando e amarelando.

E a gente também amarela, de outro modo; vai ficando com menos segurança em si e com mais medo: medo de doenças, medo de assaltos, medo de cair, medo de não se reconhecer nos espelhos e nas fotos. Medo de esquecer de ser. Medo de morrer, de envelhecer, de adoecer, de sentir dor, de ser abusada, de ser desrespeitada.

A sensação de medo é interrompida pela imagem da lua no mar e seu caminho prateado, para o qual sorrio. O som das ondas também é reconfortante, apesar da possibilidade de haver assaltantes. Infelizmente, não é mais possível apreciar a noite ao ar livre ou mesmo da sacada do quarto de hotel, da qual não consigo sentir completamente o prazer da noite enluarada. As luzes, na verdade, são artificiais para evitar surpresas.

Poucas coisas agora me surpreendem. Algumas vezes é como ver o mesmo filme novamente, ainda que seja outro instante e eu já seja outra depois de tantas mortes e renascimentos. Parece repetição, bis, mas não há bis – é sempre um novo momento. Não há repetição, nem na barra de balé, nem na ponta dos pés de anos atrás.

"Poucas coisas agora me surpreendem. Algumas vezes é como ver o mesmo filme novamente, ainda que seja outro instante e eu já seja outra depois de tantas mortes e renascimentos."

Mesmo sabendo disso, é inevitável a falta de interesse pelas notícias ou novidades. Existem novidades? Minha mãe, quando estava mais mais velha, por exemplo, já não lia o jornal ou se interessava pela TV. Suas respostas a possíveis diálogos eram sempre "É, é".

Jornais e revistas já não importam mais, já não os coloco para dentro de mim. Estão lá, no mundo do qual me afasto ou sou afastada por amigos e familiares. Já a televisão e os livros ainda causam, felizmente, espanto, suspense, alegrias e lágrimas.

E as novelas, antigamente consideradas descartáveis, se tornam companheiras diárias, sobretudo as leves, alegres, divertidas. Perder um capítulo é destruidor, embora logo nos lembremos de que amanhã repetirão o que foi hoje e tudo se completará. Sem falta e sem excesso.

Beijos fortes, de lábios, beiços e línguas, não são mais excitantes, mas até repugnantes – os cheiros, babas, gostos representam um distanciamento da sexualidade. Porém, de modo natural, sem forçar. Apenas as coisas como são, sem usar cremes e excitantes para uma vida sexual que hoje é inexistente e, melhor ainda, que não faz falta.

Um pai entre livros

Dos conceitos sobre velhice, lembro do meu pai e do momento em que me disse que não servia para mais nada, mesmo com a minha resposta em contrário.

Ele, que fora tão fogoso, se lamentava: tinha 90 anos. Lúcido, ágil, belo, se exercitava todos os dias até que em um deles tombou, caiu. Mesmo depois das repetidas vezes que ouvira dos médicos "pode fazer tudo, menos cair", ele caiu.

A primeira vez foi de uma escada no fundo do quintal. A segunda, no corredor da biblioteca. Ele amava livros, coleções encadernadas – de história e de grandes autores. Um dia, quando estava limpando livros raros, foi chamado para almoçar; quando estava indo, sem lavar as mãos, ouviu a voz de sua mãe soar dentro de si.

Foi dar meia-volta para entrar no banheiro e tombou, quebrando o fêmur.

Hospitalizado, gemia ao meu lado. Depois que melhorou, voltou para casa, quando começou a ter medo. O ateu passou a rezar. De noite gritava por minha irmã. Ficava de pijama e robe de chambre. Não queria tentar andar, nem ver o andador, preferindo a cadeira de rodas.

Um dia o encontrei lendo o jornal de ponta-cabeça: "Paizinho!".

Teve pneumonia e foi internado novamente. Sarou. "E a cabeça, meu pai?" "Ah! Essa não tem jeito", respondeu. "Tem, pode ter."

De alguma queda anterior, restou um hematoma no cérebro, que apertava o sistema e talvez o fizesse medroso. Sugeriu-se uma trepanação, dessas tão usadas pelos santos egípcios, hábeis cirurgiões e mumificadores, das pirâmides e do Deus Sol.

Meu pai, que amava tomar banho de sol, deitando-se de um lado e de outro, ficando bronzeado e nos obrigando a deitar antes de entrar no mar, agora estava ali, em um hospital, sem poder se virar...

No fim, concordou com a indicação, decidindo que o procedimento seria feito como deveria ser.

No momento de ser levado para a cirurgia, berrou que iriam matá-lo e disse que não queria mais ir. Mas, no fim, foi. Porém, acabou sangrando muito e foi submetido à anestesia geral – que o cirurgião havia dito não precisar – e ao respirador no quarto.

Depois, engoliu um algodão molhado e acabou precisando furar a costela. Foi quando me lembrei do semblante de Jesus na cruz, com aquele corte do lado direito: meu pai estava igualzinho, mas com um tubo para retirar o líquido.

Ele foi sofrendo, apagando, morrendo aos poucos. E, quando cheguei numa certa manhã ao hospital, fui avisada de que tinha acabado de morrer.

Orei e fiquei no quarto enquanto três enfermeiras faziam o tamponamento, apesar do desejo delas de que eu saísse. O telefone tocou, era minha sobrinha. Fiquei de costas para as jovens enfermeiras, que eram três, como nós, suas três filhas.

Pude então fazer todas as orações budistas de encaminhamento para a jornada da morte.

Vida-morte são complementares, parceiras, amigas. Afinal, nada nasce nem termina. Tudo se transforma – isso vira aquilo – e deixa memórias visíveis e invisíveis na trama do nascer-morrer.

Após o processo de tamponamento, as jovens enfermeiras foram espiar se não havia ninguém no corredor, para que pudessem sair com o corpo de meu pai.

Estariam expiando seus pecados? Seriam espiãs dos espíritos vivos ou dos mortos?

Por que só sair se ninguém as visse com meu pai morto?

A morte é feia? Precisa ser escondida? Meu pai não teve uma doença contagiosa, por exemplo. E a morte em si não contagia. É comum a todos nós, mas não passa de um para outro. Não transmite. Uma pessoa morta não provoca a morte de outra pessoa somente por ter visto o seu corpo passar coberto em uma maca no hospital a caminho do necrotério. Por que os necrotérios ficam em lugares escondidos nos hospitais? Temos medo de morrer? Temos medo da morte? Alguém há de sobreviver à morte?

Na tarde anterior, quando o médico entrara no quarto do hospital, decidi, de acordo com minha irmã mais velha, não tentar mais nada para o manter vivo. Nesse momento, disse a meu pai: "Agora vão sedar você para morrer. Acabou. Fim desta vida. Sem dor".

Meu pai dizia sempre que a morte era a grande aventura de sua vida, que queria vê-la, conhecê-la. Não queria morrer dormindo. E, bem, foi como foi.

Na minha compreensão do zen-budismo, é preciso que a pessoa saiba que está a morrer. Não podemos mentir, dizer que está tudo bem. Se bem que sim, certamente tudo está bem. A morte é o movimento contínuo de nascer e morrer a cada instante.

"Vá para a luz infinita", disse eu, sem lágrimas.

Um raio de sol entrava pela janela, minha irmã chorava dizendo "meu menino" – como se fosse a mãe do próprio pai –, a irmã mais nova não estava lá, e aquela teria sido a minha noite de dormir com ele, sua última noite, mas ela pedira para trocar. Ficou vendo futebol na TV com seu marido. Bem cedo na manhã seguinte, me telefonou dizendo para eu ir logo ao hospital.

Corri o que pude, mas havia fila na recepção, o elevador demorou – tempo justo de o encontrar morto. O médico plantonista entrou para confirmar o óbito. Confirmou, olhou para mim e disse: "Ele está num lugar muito bom agora". Foram doces palavras.

“Vida-morte são complementares, parceiras, amigas. Afinal, nada nasce nem termina. Tudo se transforma – isso vira aquilo – e deixa memórias visíveis e invisíveis na trama do nascer-morrer.”

Depois, veio a papelada - crematório, funerária, atestado de óbito –, parte pela qual eu havia ficado responsável. Fui orando e fazendo acontecer.

Como queria, meu pai foi cremado, mas não pôde morrer em casa, sem cutucação, sem cirurgia, sem UTI, sem respirador. Passou por todo o processo pelo qual não queria passar e morreu sem ver a morte, já que estava sedado. Ou será que, mesmo sedado, ele a viu?

Suas cinzas estão no meu templo, num saco plástico dentro de um livro de cobre. Uma urna funerária em formato de livro de capa verde e dourada para você, meu pai, que amava livros, que se formou em Biblioteconomia e que escreveu um livro sobre como catalogar e organizar bibliotecas. Pai que foi diretor do Arquivo Público do Estado de São Paulo, depois secretário das Finanças da prefeitura da capital e, então, secretário da Fazenda do Estado, onde colocou o primeiro computador de São Paulo, talvez do Brasil. Um computador enorme, que ocupava várias salas, para poder cuidar de todos os documentos da Fazenda.

Casou-se duas vezes, teve três filhas, foi pai e avô exemplar, filho cuidadoso e bondoso, irmão de verdade para seus três irmãos e três irmãs.

Tinha lá seus amores e desamores, desencantos com a política, "onde não há amigos verdadeiros, apenas se importam com o cargo", tanto a ponto de um dia me falar: "Quando você tem um cargo no governo, tem muitos amigos, todos querem vir tomar um cafezinho em sua sala. Quando sai do cargo, se demite ou é demitido,

“Temos medo de morrer?
Temos medo da morte? Alguém
há de sobreviver à morte?”

no mesmo dia, poucas horas depois, já não o cumprimentam mais. Fica invisível".

Mas, como tantos outros eventos de sua vida, essa experiência passou, tendo permanecido uma foto sua na Secretaria da Fazenda do Estado de São Paulo que está lá até hoje.

Antes da passagem, meu pai já tinha ido. Nada mais importava.

Ter ou não ter. Ser ou não ser.

“A morte é o movimento contínuo de nascer e morrer a cada instante.”

Envelhecer só acontece uma vez

Fique agora com o capítulo de hoje da sua vida, aparentemente repetida em um universo no qual nada se repete.

Quando ouço o som de uma ambulância passando, me pergunto: "Quem será, onde e como estará?".

Carros fúnebres, enterros, crematórios, missas memoriais, e mesmo eventos como casamentos e nascimentos, nos fazem lembrar que, para nós, não há muito mais a seguir.

Tenho saudades do passado no presente e ansiedade pelo futuro no agora.

Minhas mãos outrora fortes se tornaram frágeis e não conseguem tirar a tampa de uma garrafa plástica de água. Em seguida, preciso tomar cuidado ao abrir a porta da cozinha, para não derramar toda a água no chão.

"Tenho saudades do passado no presente e ansiedade pelo futuro no agora."

São muitas as recomendações médicas que recebemos ao longo da vida. Uma delas é alternar entre dormir um pouco do lado direito e um pouco do lado esquerdo. Entretanto, sempre se dorme mais de um lado, jeito que é revelado a todos pelas rugas que acabamos por desenvolver.

Mesmo fazendo plástica ou colocando implantes, a pele do pescoço fica flácida. Daí teimamos em cobri-la com lenços quentes – mesmo nos dias de verão – ou golas altas, mas eles não são capazes de esconder também as mãos e os olhos, transparentemente idosos.

Agora, é preciso querer e gostar de ser idosa: não fugir da raia.

Correr com o tempo, sendo o tempo e o vento, sendo a brisa e a areia rodopiando aos nossos pés.

Talvez nos cansemos com mais facilidade? Depende, mas não somente da idade, e sim também do condicionamento de cada pessoa.

Dizem que também se tornam exaustivos locais com música e batidas muito altas, luzes de refletores girando e pessoas falando ao mesmo tempo.

Ainda que nossos braços e pernas fiquem enrugados – quem diria que um dia seríamos assim? –, é preciso apreciar a jornada. A pergunta que fica é: "Cada vez podemos fazer menos ou será que podemos ser mais?".

Cada vez podemos fazer menos
ou será que podemos ser mais?

Afinal, agora a genética está interessada em pessoas centenárias, já que há muitas pelo mundo. Algumas fumam e/ou fumaram a vida toda, outras bebem e se alimentam de qualquer maneira, não fazem atividade física e já enterraram seus médicos e cuidadores.

Ainda não sabemos se existe um gene da longevidade, a despeito dos muitos estudos e pesquisas existentes sobre o futuro da humanidade, com o auxílio da tecnologia, que nos levará, talvez, para a eternidade.

É tão estranho envelhecer. Isso porque só se envelhece uma vez, e o envelhecer não é o mesmo para todos nós. E os geriatras têm propriedade para dizer isso.

Familiares, conhecidos e amigos, enfermeiras, nutrólogas, endócrinos, uma equipe de saúde multidisciplinar envolvida na vida de um ser humano, que exige um conhecimento maior. Mas há pacientes que sabem tanto que podem ensinar a especialistas, pela própria experiência.

Cada qual tem o seu estado e o seu momento, que não são fixos nem permanentes. O que eu quero e preciso não é o mesmo que você pode querer e precisar.

Você quer envelhecer de verdade? Talvez perder a massa muscular e a clareza mental, ou vice-versa? Ou quer a longevidade saudável?

"É tão estranho envelhecer.
Isso porque só se envelhece uma
vez, e o envelhecer não é
o mesmo para todos nós."

Que drogas vai querer hoje para que isso aconteça?

Vamos à drogaria ou preferimos nos drogar de sentimentos e dores que não queremos abandonar e que dão sentido ao sem sentido de nossa vida?

Observe, medite, desperte e liberte-se.

É preciso respeitar a vassoura

Você precisa necessariamente sentir o que eu sinto? Ou eu devo entender o seu ser? É preciso compreender, saber. Libertar-se opõe-se a não prender, aprender. As palavras, afinal, são libertadoras ou aprisionadoras?

Aposentar-se significa ficar no aposento e se afastar das atividades que você se acostumou a fazer, aquelas nas quais você é hábil e com as quais sente prazer. Você esperou tanto por esse momento, que parecia tão bom no início, mas ele se tornou trágico depois.

Seus descendentes, sucessores, parentes e supostos amigos, para preservar seu bem-estar, logo vão se apossar de suas posses, de suas decisões e das atividades que você mais gosta de fazer.

Em breve você começará a escutar coisas como: "Vá descansar"; "Não vamos incomodar você com essas coisinhas"; "Não precisa participar da reunião. Nós vamos decidir por você".

Contudo, uma vida sem estresse, sem participação, sem ansiedade, medo, angústia e aflição é uma vida vazia. E não se trata do vazio do zen, pleno de tudo que é, foi e será, mas do vazio do triste, solitário, invisível, desnecessário – como uma vassoura velha jogada num canto escuro.

Aliás, esta é uma imagem importante. Eu tenho uma vassoura bem usada, linda, querida, amiga, amada. Ela pode percorrer os cantos mais escondidos, penetrar no vão das pedras, varrer sem ferir a terra e as vidas que nela crescem. Uma vassoura velha, de bruxa ou de fada? No mosteiro me ensinaram a varrer o jardim, o tatame, a madeira e o chão de pedra. Para cada situação, uma vassoura e uma razão, um jeito de cuidar.

Eu me recordo também de um político, na minha infância, que tinha como símbolo uma vassoura. Parecia que queria varrer os erros e as faltas do mundo. Ao final, foi varrido por si mesmo: renunciou e criou uma grande confusão que prejudicou e até hoje prejudica a sociedade brasileira.

Além das dualidades, o que é puro ou impuro? Será que naquilo que chamamos de pureza não há nada impuro? E será que o que consideramos impuro não contém em si a pureza?

E agora? Aquela pessoa mais velha sai de cena. Nos bastidores nem mesmo há um novo – ou velho – papel a representar; sem representatividade, acaba sucumbindo ao peso de ser sem ser.

Ler, dormir, pensar? O vazio de nada ser, mesmo sendo um artista, um atleta, uma pesquisadora, uma mestra, uma aprendiz de pessoa humana, plena de potencialidades, ainda capaz de cuidar e querer bem, de compreender e acolher.

Novamente, não faço referência aqui ao vazio do zen, pois o vazio existencial é diferente. Trata-se de ser colocada de lado, de canto, de ser afastada.

Recusando-me ao anúncio dessa possível renúncia, escolho seguir adiante e continuar, até o sempre eterno deste instante.

Diante dos sentimentos de invejas, ciúmes, raivas, agonias que nos invadem, respiremos. Ainda que isso me faça lembrar de que a consciência sobre respiração, algo que havia descoberto e ensinava, já não é novidade. Todos e em vários lugares – redes, lives, TV, Instagram, TikTok – nos mandam respirar conscientemente.

Costumamos respirar sem consciência de estar respirando, embora nossa vida dependa do oxigênio inspirado: ele transforma o sangue venoso, venenoso, azul, sujo, se desnuda nos pulmões com um grande peso, recebe o oxigênio, se purifica e entra no sistema arterial.

Corações bombando, o sangue das artérias adentra músculos e tecidos, passa por tudo sem deixar rastro, alimentando e oxigenando, fazendo a vida se movimentar. Oxigena as células, entrega seu bem mais precioso e continua correndo pelas veias até voltar ao coração do outro lado.

"Recusando-me ao anúncio de uma possível renúncia, escolho seguir adiante e continuar, até o sempre eterno deste instante."

Antes de tudo, respire, oxigene, liberte sua mente e suas entranhas da preguiça e da tristeza.

No espelho ainda procuro a menina levada, a jovem bonita, a mulher ativa. Todas estão aqui, neste breve instante; o ir e vir, o chegar e o partir, todo o ser revelando as brigas e os acordos, no corpo que se enruga pelas marcas das máscaras de personagens tantas vezes encenados, no palco elevado e capenga, rasteiro e afundado, no subsolo entediado, submundo do nosso próprio teatro.

Cheguei. Na verdade, estamos sempre chegando, recomeçando. No entanto, com o aquecimento do planeta, nos dias mais quentes sabemos que não estaremos mais por aqui daqui a cinquenta ou cem anos.

O fato de as geleiras estarem derretendo e o nível do mar aumentando mostra que a Terra também está viva e, a seu modo, envelhecendo: ela se transforma e nos transforma nesse movimento de rotação e translação, girando em torno de si, de seu eixo, em torno do Sol.

Somos responsáveis também pelo que foi, pelo que é e pelo que será.

“O fato de as geleiras estarem derretendo e o nível do mar aumentando mostra que a Terra também está viva e, a seu modo, envelhecendo.”

Pequeninos seres humanos, resultado de uma poeira cósmica insignificante, produzimos lixo e toxinas, queimamos o ar, poluímos as águas e pensamos em ouro, diamantes, dinheiro, poder. Mas para quê? Para obter um túmulo faraônico, a mumificação, ou enterrar conosco nossos bens e amores em grandes edificações?

Eu me perco no saudosismo de tentar entender onde estarão o dó, o ré, o mi, o fá ou, talvez, o lá; o bemol ou o sustenido. No azul do infinito céu, é como se imagens da minha vida voassem, desaparecessem, reencontrassem momentos de um filme antigo, opacos, apagados, de outras eras. Estive lá.

O trem que com certeza passará

Nunca estamos sozinhos e, quando ficamos, na sala, no quarto, no banheiro, há um grande medo de cair e ninguém nos ajudar a levantar. Durante o banho, por exemplo, uma situação como essa transformará minutos em horas. A perna machucada, o corpo pesado e nu, a água fria do chão, até que alguém chegue e nos ajude a levantar.

Pode ser que ninguém chegue e você não se levante mais. Ficará gelado, endurecido, morto, ressecado como uma formiga esmagada e largada no asfalto em dia de sol forte.

A velhice representa uma dependência assustadora, mas, se você pensar que está dando a alguém a oportunidade de fazer o bem, tudo pode mudar; é preciso mudar o olhar, a atitude em relação ao outro.

Você pensa na morte como sua grande amiga e libertadora? Ou a sente como inimiga aterrorizadora? Buda, pouco antes de adentrar Parinirvana – a grande paz final –, exclamou: "Quem não se alegra em se livrar dessa coisa chamada corpo?". No momento da morte, morremos.

“A velhice representa uma dependência assustadora, mas, se você pensar que está dando a alguém a oportunidade de fazer o bem, tudo pode mudar; é preciso mudar o olhar, a atitude em relação ao outro.”

Dorival Caymmi, por sua vez, disse: "É doce morrer no mar, nas ondas verdes do mar".

São inspirações e expirações.

Quando minha mãe, com 96 anos, estava acamada, sem poder falar, responder, comer ou beber, e sem condições de receber soro, o médico dela me questionou: "Você está apegada ao corpo de sua mãe?".

Foi uma pergunta importante. O corpo ainda estava aqui, embora se desligando devagar. Ouvi também um comentário de outra médica: "Se estivesse internada no hospital, teria morrido em poucos dias".

Ela passou os últimos momentos em casa, em sua cama de muitos anos, sob as bênçãos da imagem do Sagrado Coração de Jesus, todos conseguindo orar por ela.

Um amigo espírita uma vez me disse que somente seres altamente espiritualizados podem ter a morte natural, quando a pessoa desligaria o próprio equipamento chamado corpo. Desligamos por nós mesmos e partimos, fechando chacras.

Amigos e parentes podem ir até a plataforma, mas somente a pessoa tem o bilhete da passagem. Ficamos na plataforma abanando as mãos, algumas vezes chorando, outras orando, agradecendo ou amaldiçoando –

aguardando o trem passar quando chegar a nossa vez. A morte é garantida para todos nós, seres humanos. Precisamos pensar, refletir, considerar sobre o tema. Independentemente se for morte natural, na velhice ou em qualquer outra época da vida.

É interessante pensar que tudo o que surge certamente desaparecerá.

Tudo que nasce morre.

Tudo que começa termina.

Pode ser bonito do começo ao fim e feio, também. Pode haver momentos bons e maus nesse intervalo de anos, meses, dias, entre surgir e desaparecer.

Houve um leigo budista, embora muito sábio, que sempre provocava os monásticos com suas dúvidas e afirmações, ensinando e apontando os caminhos da libertação. Para ele, não deveríamos nos apegar nem ao nada nem ao tudo, mas fluir livremente com a vida, apreciando o ter e o não ter, o ser e o não ser – no aqui e agora que não existe, pois já foi ou ainda nem chegou.

Nisso se delineiam planejamentos, propósitos, objetivos, votos, compromissos, endossados com palavras, atitudes e gestos, bem como gastos e reservas.

“Tudo que nasce morre.
Tudo que começa termina.
Pode ser bonito do começo ao fim e feio, também.”

Reservar-se é tornar-se da reserva, assim como aposentar-se é ficar no aposento.

Ficamos na reserva por tanto tempo por causa da covid. Alguns até mais tempo do que outros de outros tempos.

O que é o tempo? Somos o tempo, a imanência.

Como ensina Leonardo Boff, na imanência se dá a transcendência. Pense, reflita, resista e, sobretudo, entregue-se, não apenas à dúvida, mas também à verdade presente e impertinente.

Sempre na imanência, na presença de si mesmo, compreendendo e sentindo seu corpo, seus movimentos, sua mente e suas atividades. Até chegar à morte cerebral, em que tudo estará branco ou negro, ou apenas cinza – o cinza da massa cinzenta aquietada ou o resultado da cremação, da incineração. Nesse momento, nada mais passa.

No zen-budismo, a nona consciência, o grande depositório de todas as experiências de todas as vidas, ainda se mantém ativa, jamais desaparece. Não é bem alma eterna, mas a grande memória de tudo e do nada, que implica provocar outra vida a se manifestar e quase repetir o carma anterior. "Quase" porque não há bis, não há repetição.

Existem tendências herdadas, acumuladas, deixadas de forma invisível e prontas a serem reestimuladas.

Quais tendências você quer deixar de sua existência? Seja responsável. Pense nisso.

Aquilo que você faz escondido é visível e deixa marcas. Não só na pele de seu corpo, mas no todo. O que pode e deve ser mantido e o que deve ser descartado? E onde vamos descartar?

Podemos transformar, restaurar, mudar o rumo do prejudicial para o benéfico.

Depende de cada um de nós e de todos nós.

Despedida de nós mesmos

Esquecimento é outro tema muito pertinente quando falamos de envelhecer. É comum nos esquecermos, de vez em quando, de desligar o fogão, de apagar a luz, de fechar a gaveta ou a porta ou de trancar a casa. Mas e quando esquecemos o próprio nome, a rua, o nome e o rostos dos filhos, netos e bisnetos?

Daí é inevitável pensar em uma possível medicação como solução. Porém, remédio é droga, como aquelas que nos deixam mortos-vivos ou vivos-mortos, sem o controle do corpo e da mente, e que fazem os doentes drogados vagarem e serem captados por gente malvada que os quer miseráveis, como fantasmas de si.

Drogarias vendem drogas cujos valores de mercado oscilam, subindo e descendo conforme o movimento da própria vida.

Mas por que precisamos dar solução a tudo? Por que a pressa de sanar aquilo que agora funciona de maneira diferente?

Afinal, vamos todos morrer – querendo ou não, chega o momento de você se despedir de você, da imagem que criou, da criança, do adolescente, da pessoa adulta, da velhice e da própria morte. Estamos sempre nos despedindo de nós mesmos. Sem medo e sem pressa. Apenas indo. Chegamos e continuamos a ir.

“Estamos sempre nos despedindo
de nós mesmos. Sem medo
e sem pressa. Apenas indo.
Chegamos e continuamos a ir.”

É preciso, por isso, sempre analisar a si e a realidade ao redor. Perceber o que se é, as causas e condições, as consequências e as contaminações do mundo à sua volta. Observar em profundidade, usar a mente analítica e silenciá-la em processos meditativos. Dentro e fora, na grande harmonia, una: vamos nos unir, nos reunir, ir sem vir, já que nada volta a ser o que foi. Estamos sempre avante.

Sem pensamentos, sem atividade, a mente cessa e, com isso, o sistema pode colapsar. O que fica? Algo permanece?

Não canso de me maravilhar com o sucesso dos bons, daqueles que proclamam a unidade, a força da *equipa*, que nos fazem sair do egocentrismo e nos colocam no grande quadro, na arena da vida, como pertencentes a times que marcam os tempos.

Poder marcar, defender, proteger, impedir ataques, bem como cooperar, colaborar, compartilhar, fazer acontecer e esperançar.

Envelhecer não é apenas tempo de se lamentar, de relembrar, mas também de criar causas e condições para atingir o que ainda não foi atingido, individual e coletivamente.

Isso não significa tingir a realidade com falsidades, e sim ver as cores como são. Brincar de fazer o bem e fazer tudo muito bem. Não de qualquer jeito – o fazer, em si, já carrega o resultado.

Não faça o mal e não faça malfeito. Faça o bem, e a todos os seres, incluindo tudo e todos em suas ações, palavras e pensamentos.

E tenha leveza nesse caminho, percebendo a malvadeza e continuando a fazer o bem, sem olhar a quem. Quando todos nos tornamos o mesmo grupo, a mesma família, a mesma equipe, podemos cuidar com mais compaixão e respeito.

Envelhecer não está ligado, necessariamente, a perder a condição de ver, de pensar, de discernir, mas sim a entrar no conselho das anciãs e dos anciãos – aquelas pessoas capazes de observar em profundidade e que, por terem visto tantas coisas e entrado em contato com os vários ciclos da vida, podem orientar sem expectativa de ganho.

Segundo contam textos clássicos budistas, havia um praticante que fazia ofertas venerativas esperando que algum Buda anunciasse que no futuro ele se tornaria um Buda, um ser desperto, sábio e compassivo.

Por mais ofertas que fizesse, em inúmeras circunstâncias e vidas, como sempre o fazia com a expectativa de obter o despertar, ninguém o reconhecia como um Buda futuro.

“Envelhecer não está ligado, necessariamente, a perder a condição de ver, de pensar, de discernir, mas sim a entrar no conselho das anciãs e dos anciãos – aquelas pessoas capazes de observar em profundidade e que, por terem visto tantas coisas e entrado em contato com os vários ciclos da vida, podem orientar sem expectativa de ganho.”

Até que, de tanto praticar o bem, certo dia ele despertou. Percebeu todos e tudo interligados, e passou a doar sem intenção de ganho algum – havia se tornado um ser desperto e já não se importava se percebiam ou não. Não tinha um objetivo pessoal a alcançar, pois já era o eu não eu, vivo, atuando, pensando, falando, cuidando e estimulando todos a acessar a mente desperta. Ou seja, quando ele abandonou a ideia de ganho, obteve o despertar, o estado de Buda.

Quando ainda existe em nós a expectativa de algum lucro, vantagem ou ganho pessoal, estamos limitados e somos pequenos. Podemos ser mais sem procurar ser.

Sem lucro, o prêmio é a taça do coletivo, tendo como resultado um mundo com menos fome e menos violência, sem criancinhas, bichinhos, sonhos e fantasias mortos.

Há quem faça coleção de selos e os autentique como uma cópia verdadeira. E há quem reconheça e autentique a própria vida. Seria isso envelhecer? Há um além, um metaverso a colocar como objetivo?

Usar a inteligência artificial para escrever por você coloca de lado o prazer singelo de perceber que nunca é você quem escreve, pois você é essa multiplicidade de seres, textos, livros, experiências e encontros. Você não é apenas você: é o resultado de tantas vidas em que, em uma vida, pode viver.

“Você não é apenas você: é o resultado de tantas vidas em que, em uma vida, pode viver.”

Pare de se drogar com ilusões, dogmas e fantasias, além dos remédios tomados para fugir da própria vida.

Transforme a realidade, transmute seus pensamentos e entre no mundo dos idosos e das idosas mesmo que só tenha 15 anos. Mente anciã é mente Buda. Mente alegre é mente Buda. Mente grande é mente Buda. Independe da idade, da maturidade, da equidade ou da equanimidade.

Trata-se da presença pura, capaz de compreender com leveza e alegria, com grandeza e ternura, tal como a vovó e o vovô, que, sem precisar reprimir, cobrem os netos de mimos e se tornam amor sem cobrança, falta ou herança. Brincam por brincar e educam maciamente, sem ofender e sem bater.

É hora de apreciar a apreciação.

"Mente grande é mente Buda. Independe da idade, da maturidade, da equidade ou da equanimidade."

Despertar, morrer, renascer

Em cada instante nascemos e morremos bilhões de vezes.

Já não sou quem fui há um instante. Li um livro, ouvi um pensamento diferente dos meus e morri para quem eu era. Renasci para um novo eu, que também não dura mais do que alguns milionésimos de segundo. Logo já sou outra, e nunca a mesma.

Ao falar sobre a minha jornada humana, minha mãe sempre repetia: "Quantas vidas em uma só vida!". Isso me leva a questionar: quantos personagens representamos verdadeiramente durante nossas caminhadas por diferentes solos?

Devemos salvar o solo da Terra, o húmus da humildade, de ser de fato humano. Se você pegar um punhadinho de terra num vaso, num jardim, parque, cemitério ou praça, poderá sentir quantas formas de vida estão ali presentes: insetos, mamíferos, mastodontes, humanos,

“Em cada instante nascemos e morremos bilhões de vezes. Já não sou quem fui há um instante. Li um livro, ouvi um pensamento diferente dos meus e morri para quem eu era. Renasci para um novo eu, que também não dura mais do que alguns milionésimos de segundo. Logo já sou outra, e nunca a mesma.”

plantas, árvores, peixes, pedras, cimento, plástico, restos dos restos, resíduos de tudo que foi, é e será.

Entretanto, se não cuidarmos da terra que nos nutre, que pode nos dar vida e alimento, e que produz plantas, grãos e frutos, ela pode se tornar estéril. Estamos nos autodestruindo ao desrespeitar e poluir o planeta, como em uma espécie de suicídio coletivo.

Precisamos despertar e morrer em relação ao desejo do ganho pessoal, individual, como se houvesse uma tesoura com que pudéssemos nos separar de tudo que é, foi e será.

Estamos interligados e interconectados a tudo e a todos: ao passado, à infância, à adolescência, à vida madura e, finalmente, à velhice e à morte.

Nascemos e morremos bilhões de vezes a cada instante, como células e pétalas desabrochando em um grande esplendor e murchando em seguida.

Será que é possível escolher entre o botão de flor e as pétalas caídas, murchas e secas? Uma não deveria independer da outra, afinal, o que aduba a terra são os restos dessas mortes.

E, assim como é preciso plantar feijão entre plantações, como a de milho, que renova o solo, devemos observar se temos nos renovado e reciclado, restaurando o solo da mente. São tantas possibilidades quando pensamos na mente humana, a respeito do que a alimenta e a sustenta.

Essa mente que ao mesmo tempo mente e desmente.

“Nascemos e morremos bilhões de vezes a cada instante, como células e pétalas desabrochando em um grande esplendor e murchando em seguida.”

Acabo me perdendo nesse tipo de devaneio, assim como quando me deparo com uma banca de jornal – não consigo escolher entre tantas publicações. E, nas livrarias, já não se encontram mais meus livros de anos anteriores, que deram lugar a livros de novos autores, com novos títulos e capas, de papel e textos semelhantes capazes de nos inspirar ou nos desesperar.

Certa vez, me confrontaram em uma palestra alegando que não ter esperança pode ser uma grande vantagem. Depois de ficar pensando na possibilidade de aquilo ser verdade, parte de mim morreu. A esperança de esperar algo vir a ser não é uma coisa boa, tanto que estava e ficou na caixa de Pandora. Porém, podemos transformar o substantivo em verbo: esperançar, ou seja, restaurar, transformar, fazer acontecer.

Hoje, minha filha cantou para mim o "Rock da barata", de Jorge Mautner. Na canção, o eu lírico mata a amiga barata, que trazia para ele muitas questões. Se fosse uma borboleta, alguém se importaria. Porém, ninguém sofria pela morte da barata, com exceção dele, que sentiu falta da amiga, seu animal de estimação.

A música me leva a pensar sobre a minha relação com esses seres. Eu não consigo matar baratas nem

"A esperança de esperar algo vir a ser não é uma coisa boa, tanto que estava e ficou na caixa de Pandora. Porém, podemos transformar o substantivo em verbo: esperançar, ou seja, restaurar, transformar, fazer acontecer."

formigas, mesmo as menorzinhas, que meus olhos mal conseguem ver na pia branca. Evito passar pano ou bucha, mas é preciso deixar tudo muito limpo para que os insetos não tomem nosso lugar.

Por volta dos meus 18 ou 19 anos, quando fazia o cursinho pré-vestibular, ouvi uma frase inesquecível: "Eu não sou eu, sou o pilar da ponte de tédio que vai de mim para o outro". Conviver é viver junto. Morri e renasci à descoberta de outra maneira de ser, inter-ser, perceber, conhecer e descobrir.

Outra descoberta interessante daquela época foi a de que a palavra "caos" não tem plural. Caos é singular. Só há um caos, e somos também o caos, a entropia e a maravilha de ser sem ser.

Pense no que está lendo agora, já que as palavras podem nos fazer questionar ou criar ilusões. No fim, não sabemos se queremos nos distrair ou que o tempo passe, e, ao não percebermos que somos o próprio tempo, também passamos.

Na verdade, a gente não vê TV ou olha o celular para passar o tempo, e sim para se desviar das questões essenciais. Enquanto a vida transcorre, o que você faz?

Um poema zen, a ser declamado antes de dormir, diz que:

"Vida-morte é de suprema importância.
Tempo rapidamente se esvai e
oportunidade se perde.
Cada um de nós deve esforçar-se
por despertar.
Cuidado!
Não desperdice esta vida".

Dormir para despertar. É o sonho que sonha você ou é você que sonha o sonho? Isso nos leva a pensar na possibilidade, ou não, de separar o corpo da mente e a mente do corpo.

Naqueles que mantêm a mente lúcida e veloz enquanto seus corpos se encolhem, impossibilitados de se movimentar, falar, ler, ver ou ouvir, presos dentro de corpos incapacitados da liberdade mental, o pensamento salta e dança, voa pelos azuis, cinzas e brancos, atravessa paredes, portas, árvores e aço, transcendendo a transcendência e se derramando nas cachoeiras de águas puras e maculadas.

Como purificar a pureza?

O assassino de uma mulher policial não purifica nada nem ninguém, mas macula a própria vida.

Vida-morte.

O esperto não é o ser desperto. Há quem queira ter sucesso, carros, roupas, apartamentos, fazendas e barcos, controlar homens e mulheres, sentir-se líder, poderoso, rico e famoso. São pessoas espertas, mas não despertas.

Na realidade, são pessoas muito pobres, às quais sempre falta algo. Nos cartões amarelos ou vermelhos que recebem da vida, nas faltas que cometem, nas expulsões de campo. Em seu ir e vir cheio de culpas, dores, medos, sem nem perceberem que estão sofrendo. Com suas pernas quebradas e costas cansadas, envoltas por armas queimando, prédios, ruas, árvores devastadas, e pessoas com toda a vida esfacelada, de sangue, pus, fezes, entranhas, ossos e tendões espalhados. O solo sagrado da Terra se torna infértil, seco e morto de seres humanos, cavalos, bois, cães e gatos, insetos e plantas.

Nesse cenário, já não se sabe quem ganhou e quem perdeu.

Em outras palavras, ou ganhamos todos juntos ou todos perderemos. Ainda há tempo de reverter, de fazermos acontecer.

Mas é preciso correr contra o tempo e nos conscientizarmos, fazendo o maior número de pessoas se dar conta de que viver é muito bom, principalmente quando é uma vida longa e repleta de aprendizado, na qual compartilhar é ser feliz. Sem roubar, sem abusar, sem ter raiva ou rancores.

“Ou ganhamos todos juntos ou todos perderemos. Ainda há tempo de reverter, de fazermos acontecer.”

O ser humano livre tem responsabilidade e conhece a trama da vida. Escolhe suas ações, falas, intenções; revela a verdade e dentro dela habita. Sempre nas mãos de Buda, sendo as mãos sagradas, que cuidam, amam, respeitam, acolhem e sentem contentamento em ser, inter-ser.

Embora hoje haja drones e equipamentos na agropecuária que substituem o trabalho humano, e a partir dos quais conseguimos plantar mais, fertilizar, além de evitar pestes, é preciso ter cuidado. Não devemos retirar todas as ervas daninhas, pois elas ajudam a preservar o solo e a renovar a vida.

A escolha, portanto, entre um punhado de lixo fedorento e de água poluída e fétida e um ramo de flores perfumadas em um copo de água límpida não deveria ser tão difícil. Perceba: sem o putrefato não há flor perfumada; sem água poluída não há mina de água pura a ser desejada.

Tudo sob o sol está ligado, tudo faz parte. Agora, a sua escolha pode definir mais que uma vida boa, mas uma vida excelente – na qual nada falta e nada excede, e na qual nunca é tarde para pensar no outro. Assim como é.

"Tudo sob o sol está ligado, tudo faz parte. Agora, a sua escolha pode definir mais que uma vida boa, mas uma vida excelente – na qual nada falta e nada excede, e na qual nunca é tarde para pensar no outro. Assim como é."

Sem apegos nem aversões

Minha superiora, Aoyama Shundo Docho Roshi, agora com 90 anos, entre um pedaço de doce e uma chávena de chá verde, uma vez me revelou: "Quando eu me transformo, o mundo se transforma. E não sou eu quem transformo as pessoas. São todas as pessoas que vêm ao mosteiro ou com as quais me encontro que me transformam e me fazem ser quem sou".

Quanta sabedoria. Quando pensamos que estamos salvando, libertando pessoas de seus mundos limitados, percebemos que na verdade estão todos nos libertando das nossas limitadas visões da realidade.

Na China Antiga, havia um mestre zen chamado Joshu, cujo templo ficava após uma ponte de pedra. Certo dia, um jovem monge, que havia partido à procura da verdade, encontrou o mestre e perguntou: "Que ponte é essa?". A isso, o mestre respondeu: "Passam burros, passam cavalos".

Ou seja, todos passam, todos são bem-vindos, todos vêm e vão. Atravessamos de um lado a outro e todos podemos acessar a sabedoria suprema e o grande despertar.

“Quando eu me transformo, o mundo se transforma. E não sou eu quem transformo as pessoas. São todas as pessoas que vêm ao mosteiro ou com as quais me encontro que me transformam e me fazem ser quem sou.”

Aoyama Shundo Docho Roshi

Há tanto a aprender, a perceber. É preciso morrer para renascer.

Dizemos a quem inicia a jornada zen que é preciso morrer no zafu, isto é, morrer na almofada na qual nos sentamos em meditação. Mas não se trata de suicídio, e sim de morrer para ideias e ideais, deparar-se com a realidade, além dos conceitos, sem apegos ou aversões. É despertar, desnudar-se, ser quem você é.

A pergunta que fica é: "Quem é você?".

Você já se questionou ou pesquisou a respeito? Já morreu para as personagens que criou? Já se tornou você, sem nada a ganhar ou a perder? Sendo, apenas sendo, respirando, sentindo, pensando, criando, desfazendo-se, sonhando?

Um texto antigo, muito lindo, dos ensinamentos de Buda, diz o seguinte: "Lembrem-se de que o seu corpo humano desta vida atual é temporariamente formado por combinações diretas e indiretas dos quatro elementos e dos cinco agregados e sempre sofre oito espécies de dor. Mais ainda, de instante a instante surge e

“Há tanto a aprender, a perceber.
É preciso morrer para renascer.”

desaparece sem cessar. Como somos tolos, nunca percebemos. Em um dia e uma noite, existem 6.400.099.980 ksanas (seis bilhões, quatrocentos milhões, noventa e nove mil novecentos e oitenta períodos mínimos de tempo) durante os quais os cinco agregados surgem e desaparecem incessantemente, mas não percebemos".

Isso quer dizer que o corpo humano e todos os corpos vivos do planeta são combinações diretas e indiretas dos quatro elementos básicos da vida – água, terra, fogo e ar –, os quais, através de várias causas e condições, dão origem a um corpo humano, que tem e percebe sensações, faz conexões neurais e apresenta vários níveis de consciência. Tudo está sempre em um estado incessante de transformação, tudo em movimento. Surgindo e desaparecendo.

Cada um dos nossos órgãos dos sentidos está ligado a uma consciência desse sentido, por exemplo, os olhos e a capacidade da visão ao entrar em contato com um objeto, visto que a consciência da visão é uma das nossas consciências. O mesmo acontece com a audição, o tato, o paladar, o olfato.

E há, também, a consciência da consciência, a que organiza todas as informações (sensações e percepções dos cinco sentidos e as cinco respèctivas consciências).

Ou seja, temos seis consciências. Na verdade, temos sete, pois temos consciência da consciência organizadora, que é a sexta. Essa sétima carrega informações e está ligada a uma oitava, que as transmite a uma grande memória, chamada Arayashiki, ou a nona consciência.

É a partir do material trazido desse grande depósito, ou grande nuvem de mensagens e memórias, que respondemos ao mundo. E tudo, tudo está se transformando a cada milésimo de milionésimo de segundo.

As seis consciências desaparecem com a morte física, pois só acontecem quando os órgãos dos sentidos estão recebendo e transmitindo informações.

A sétima consciência é uma intermediária: se a sexta consciência é a que organiza tudo que entra pelos órgãos dos sentidos, a sétima leva as informações até a oitava consciência. E a oitava, considerada por alguns a última das consciências, transmite e recebe informações da grande memória ou nona consciência – Arayashiki –, que não desaparece com a morte.

É o local sem localidade fixa, onde tudo se armazena desde antes do antes e depois do depois. Não chamamos de alma, talvez de espírito – que pode vir a se repetir em outras existências, como se fosse a memória dos nossos DNAs ancestrais.

E a neurociência tem demonstrado que herdamos não só o formato do nariz e dos olhos e a cor da pele, mas também memórias comportamentais muito antigas até as mais recentes.

São mensagens entrando e saindo, transformando nosso corpo, nossos neurônios, nossas memórias e nossos sentimentos.

O que o algoritmo nunca saberá

É extraordinário pensar que nada nos pertence, que somos movidos e transformados incessantemente, sem nem percebermos. E, por não percebermos, ficamos apegados a este corpo, a esta mente, a este instante.

Ao falar em instante, ele já se foi e eu com ele, pois já sou outra neste instante de agora, e assim sucessivamente. Logo, nada tenho a me apegar e nada a rejeitar; nada está fixo, nada é permanente.

Porém, nesse fluxo, podemos, sim, fazer escolhas.

Embora haja muitos aspectos predeterminados, conseguimos decidir e ser criativos, algo que falta aos algoritmos. Ainda que estes possam repetir, colher formas de ser, responder, gostar e desgostar, não podem criar, não conseguem dar uma resposta inesperada, fazer uma mudança brusca na maneira de ser e estar no mundo.

Um ser pode se tornar outro ser, mudar a maneira de falar, de ler, de escrever, de ser.

Não se trata apenas de repetição, recombinação. Ser humano é ser húmus, terra, semente e fruto, árvore e vento, sol e chuva. Ser humano é ser movimento, transformação incessante; "não há nada a que se agarrar com pés e mãos".

"É extraordinário pensar que nada nos pertence, que somos movidos e transformados incessantemente, sem nem percebermos. E, por não percebermos, ficamos apegados a este corpo, a esta mente, a este instante."

Isso nos dá a liberdade de apreciar cada movimento e instante sem sequer percebermos a rapidez das mudanças, e sem nos questionarmos se realmente apreciamos a nossa vida.

E, nesse movimento, voltamos o nosso olhar para tudo que acontece ao nosso redor, como os alagamentos e as secas, o calor e o frio. Se há recursos para petróleo, por exemplo, pode haver para água; construamos "aquedutos", então – se sobrar em um local, essa água poderá ser conduzida para onde estiver faltando.

Há tanto ainda a ser feito.

Tudo é poeira cósmica, combinada por tudo que existe, os elementos básicos que dependem uns dos outros, todos de todos, a água, o fogo, a terra e o ar. Juntando-se e separando-se em proporções diferentes, formam seres vivos, que nascem e morrem, surgem e desaparecem mais de seis bilhões de vezes em 24 horas.

Você se dá conta da sua pequenez e, ao mesmo tempo, da sua grandiosidade?

Nossas escolhas, que nos levaram a ser quem somos, se baseiam em experiências, memórias, histórias e, também, genética. Nosso DNA atual é resultado de milhões de vidas anteriores conduzidas de geração em geração, de pessoa em pessoa, direta e ininterruptamente.

“Você se dá conta da sua pequenez e, ao mesmo tempo, da sua grandiosidade?”

Somos todo o passado da humanidade. Somos todo o futuro e aqui estamos: sendo o presente, um presente fluido.

De tudo o que existe, os quatro elementos (água, terra, fogo e ar), os cinco agregados (corpo físico, sensações, percepções, conexões neurais e consciências) e as oito espécies de dor (nascimento, velhice, doença, morte, separação das pessoas amadas, associação com pessoas odiadas, procurar o que não pode ser obtido e ter forte desejo/apego pelos cinco agregados – aquilo que acreditamos que seja nosso corpo, nossa mente, nossos valores e princípios), o que sobra?

O grande vazio. Vazio pleno de tudo e de nada.

A homilia do papa Francisco, em Portugal, sobre os pescadores que, ao dobrarem entristecidos suas redes e se prepararem para voltar às suas casas, se depararam com a chegada de Jesus, que os convidou a voltar ao barco e soltar as redes, nos diz que nunca devemos desistir, mas antes resistir, insistir, ter resiliência.

A natureza Buda, a natureza humana do ser humano, não é uma semente inata, ou seja, que já existia antes de nascer, e sim aprendizado, esforço, dúvida, fé, encontro.

Por isso, vamos tentar outra vez?

"Somos todo o passado da humanidade. Somos todo o futuro e aqui estamos: sendo o presente, um presente fluido."

É preciso vontade e treino

Sem prática não há realização, pois somos o que praticamos e como o praticamos. Sem fé ou confiança, perdemos o jogo. Fé em um ser supremo, que pode nos habitar e no qual habitamos, na tradição, na ciência, nas descobertas, na realidade de ser inter-sendo. E confiança em seu treinamento, educação, preparação, professores, orientadores.

Mas é preciso duvidar durante todo o processo, pois sem duvidar não tentamos novamente e nos acomodamos, pensamos que sabemos, que não há nada mais a aprender. Duvide de você, de sua mente, de seus professores e mestres, de seus ensinamentos. Duvide de tudo; duvide do duvidar.

E não desista, jamais desista. Tente outra vez, tenha força.

Com quase 60 anos, passei por uma experiência interessante a esse respeito. Resolvi me matricular em uma academia de natação, para melhorar o meu nado.

Sempre me senti capaz de respirar dentro d'água, já que era o momento em que eu estava no meu elemento; porém, nunca havia aprendido a dar a voltinha no fim da piscina. Afinal, minha primeira experiência foi em

“É preciso duvidar durante todo o processo, pois sem duvidar não tentamos novamente e nos acomodamos, pensamos que sabemos, que não há nada mais a aprender. Duvide de você, de sua mente, de seus professores e mestres, de seus ensinamentos. Duvide de tudo; duvide do duvidar.”

um açude de chão melado, de terra mole, detestável de tocar, quando meu pai, ao me segurar pelo elástico da calcinha, disse: "Bata os pés, pernas esticadas, forte".

Como eu adorava meu pai, queria muito agradá-lo. De repente notei que ele havia soltado o elástico, e eu estava nadando. E nunca mais parei.

Chegaram a me convidar para nadar por um clube, mas eu era tola e, embora fosse algo que desejasse, havia uma turminha que falava mal de quem era atleta. Hoje me arrependo, mas não dá para voltar.

Já com os meus quase sessenta, consegui finalmente aprender a dar a voltinha. Em um dia em que minha treinadora havia faltado, o treinador substituto me perguntou o que eu gostaria de treinar, ao que respondi imediatamente: "Dar a voltinha". Tentei várias vezes, engoli água, saí torta. E, quando o treinador sugeriu outro treino, pensei que não, que jamais desistiria.

Fiquei mais de uma hora tentando, até que acertei. E não porque houvesse inata em mim a semente de dar a voltinha, e sim por haver aprendido, tentado, sido orientada, ouvido os ensinamentos e praticado, praticado, praticado até que o corpo fizesse e se tornasse capaz de dar a volta na distância certa da parede e de conseguir dar o impulso necessário, de frente, de costas e de lado. Fiquei muito feliz e realizada.

Assim é também o caminho de conhecer sua mente, de entrar em contato com sua natureza verdadeira, a natureza Buda, o despertar. Não se trata de uma semente inata ou de algo que alguém possa dar a você. É o esforço, a tentativa, a certeza de que é possível, pois outros fazem e você também consegue. É ter bons orientadores e orientadoras, perceber que ainda não está correto, duvidar e insistir até acertar.

É importante saber que a mente caridosa, compassiva e sábia não é inata, nem adquirida, mas obtida por treinamento, estudo, esforço contínuo e vontade de despertar.

Às vezes essa vontade só surge quando estamos desesperançados – como os pescadores que recolhiam as redes e desistiam.

E, às vezes, tentamos morrer. Nesse momento, tudo perde a graça e há abusos, desamores e situações para as quais parece não existir saída além de melancolia, tristeza, solidão e desejo de morrer.

Houve um episódio na minha juventude em que meu companheiro, jornalista como eu, havia saído antes de mim para trabalhar. A noite anterior tinha sido muito ruim, regada por palavras abusivas, muito álcool, briga e desencontros.

A vida andava muito complicada e difícil. Ser repórter é uma profissão muito dura, eu precisava estar em contato direto e imediato com crimes, abusos, fome, mortes, torturas, perdas, pobreza, miséria e gente abusando, roubando, desperdiçando alimentos enquanto outros morriam de fome.

“É importante saber que a mente caridosa, compassiva e sábia não é inata, nem adquirida, mas obtida por treinamento, estudo, esforço contínuo e vontade de despertar.”

Eu tinha 19 anos e essa situação era insuportável. Somado ao fracasso do meu relacionamento pessoal, decidi que era melhor morrer, pois não havia alternativa.

Assim que ele saiu, vesti a camisola do meu primeiro casamento, da noite de núpcias dos meus 14 anos de idade. Era de seda pura, longa, com rendas, bege-clara. Fechei portas e janelas. Não escrevi bilhetes. Tomei todos os remédios que havia na casa e me deitei para morrer, ir embora, sair de cena, terminar, deixar de ser.

Acordei em um hospital, sendo submetida a uma lavagem estomacal.

Meu companheiro havia esquecido algo – talvez a minha dor e sensibilidade – e voltou quase no momento seguinte.

Ao lado do leito hospitalar, meu psiquiatra me olhou muito bravo, de uma forma que eu nunca havia visto. Ele me perguntou: "Você quer dormir? Quer ir para uma clínica e dormir até a dor passar?". Eu concordei e fui internada.

E, embora os psiquiatras da clínica quisessem identificar qual doença mental eu tinha para querer morrer, meu psiquiatra nunca identificava, rotulava ou prendia alguém em um diagnóstico. Era genial, pois eu já havia despertado e entendido que nada é fixo ou permanente. Eu acreditava na mente.

Assim, quando, tempos depois, eu disse a ele que queria sair da clínica, ele me liberou. Acabei me sentindo frustrada, pois nem morrer eu conseguia. Mas, se não era para morrer, era para viver. Afinal, eu tinha uma filha linda, criança doce, que me trouxe o amor verdadeiro de volta.

Todos na redação do jornal estavam bravos com meu companheiro abusivo, pois ele já havia feito isso com outras mulheres.

Fui vivendo e nunca mais pensei em morrer, mas em viver.

O relacionamento se desfez. E eu me desfiz também.

Deixei de ser. Morri e renasci muitas vezes.

Fui viajar, tomei drogas à procura de Deus. Encontrei, parei com as drogas e entrei para o zen. Mas essa é outra história, e falaremos dela em outro momento.

Uma mãe que declamava poesia

Já tive moto e carro, andei e corri, nadei e saltei, fiz balé clássico e tentei tocar piano e violão. Era boa com palavras, poemas, poesia, declamação.

Aprendi a arte da poesia já no nascimento, no bercinho ao lado da sala onde minha mãe ensinava. Ouvi poesias de amor, e também sobre abusos e discriminações, sobre temas existenciais – de todas as espécies e vozes.

No momento em que minha mãe declamava, ela me levava a mundos próximos e distantes. Quando decidiu fazer faculdade de Filosofia e queria estudar, pedia que eu lesse para ela. Eu era pequena, tinha uns 9 anos, e, como queria colo e ficar pertinho, fazia o que ela pedia: lia para ela, muitas vezes textos que eu mal entendia, para que ela pudesse estudar, algo que ela adorava.

Um desses textos, de que pouco me lembro, tratava sobre sociedades matriarcais na África e na China. Mulheres líderes casavam-se com vários irmãos e escolhiam seus parceiros da noite, tomavam decisões sobre plantações, construções e atividades das comunidades. Embora houvesse pouquíssimas sociedades matriarcais, nunca me esqueci da existência dessa possibilidade.

Minha mãe havia se separado do meu pai, mas, como não podíamos contar na escola sobre o desquite, ninguém podia vir em casa. Sem amigas próximas, eu estudava andando pela sala e lendo em voz alta os textos para as provas.

Nunca fui a primeira da classe, como tinham sido meus pais, porém aprendi com a minha mãe o prazer de estudar. Ela chegava a salivar ao montar a mesa de jogo com feltro verde, cobrindo-a de livros, ajeitando uma cadeira, um caderno, uma caneta e um pedido de "fique quietinha". Era um momento sublime.

Minha mãe se orgulhava de ter passado sem exame oral em Estatística, com o professor Severo, que a todos reprovava. Era difícil para ela a tal matéria chamada Estatística.

Mas ela nunca desistia, insistia; lia e relia até entender. E passou, com louvor.

Esses exemplos de determinação inspiraram minha infância e ainda se fazem muito presentes hoje, agora mais velha, e com tanta saudade de minha mãe.

Poesias sempre inspiraram meu pensar.

Há perguntas que pairam no ar, algumas desde muito jovem, as quais minha mãe fizera também: "por que nasci nesta família, nesta época, nesta cidade?".

Dessas perguntas vem outra: qual sentido ou sentidos posso dar à minha vida?

Definitivamente não nascemos do nada. Somos resultado de vidas anteriores à nossa e herdamos traços e padrões de comportamento.

Minha mãe era forte, inteligente, amada. Poetisa e declamadora, educadora, alegre. Segurou minha mãozinha pequenina e me ensinou a escrever meu nome sem tirar o lápis do papel – trenzinho que sobe e desce. Ensinou-me a declamar; decorei poemas longos antes mesmo de saber ler. Escrevi meu nome também antes de saber ler.

Gostava de me aconchegar ao seu lado. Ela me contava histórias de sua infância nas fazendas, descalça, correndo livre, derrubando boizinhos e meninas, sentindo-se forte e sem medo.

Filha de meu avô favorito, Edmundo.

"Por que tenho raiva de quem mais amo?", perguntei um dia à minha mãe. Anos mais tarde, compreendi que o oposto do amor não é o ódio, e sim a indiferença. Só podemos ficar irritados e bravos com pessoas que respeitamos e amamos e a quem queremos bem. Mas também podemos compreender e transmutar o sentimento.

"Definitivamente não nascemos do nada. Somos resultado de vidas anteriores à nossa e herdamos traços e padrões de comportamento."

Ao mesmo tempo que amava minha mãe, eu estava brava com ela e não conseguia entender como isso era possível. Sentada na banqueta do piano na sala de visitas, de costas para o piano, ela me olhou. Não me lembro do que ela me respondeu e nem do motivo de eu estar brava com ela naquele momento, mas não esqueci a minha pergunta, que continuou viva por anos.

Outro questionamento da minha infância era sobre a existência de Deus, o que era e onde estaria. Minha mãe era muito inteligente e acreditava em Deus. Já meu pai se dizia ateu. E o pai de meu pai havia sido religioso em Portugal.

Segundo as histórias secretas de família, minha avó portuguesa era irmã de um pároco e se casou com meu avô, que era um noviço nessa paróquia. Teve seis filhos, e meu pai, o mais jovem dos três homens, nasceu no Brasil.

Aquela pergunta da infância permanece em mim, o que me faz observar tudo ao meu redor com um olhar instigante.

Do chá com Jesus aos primos Mutantes

No colégio de freiras, eu sentia atração pela clausura e achava lindo as irmãs e as madres andarem pelas laterais dos grandes corredores, nunca pelo centro.

Uma noite sonhei que estava entre as freiras tomando chá com Jesus, num momento alegre e divertido.

Quando contei do meu sonho para a madre que cuidava da nossa sala de estudos – era semi-interna e de manhã havia períodos para fazer lição e estudar –, ela disse que aquilo se tratava de um chamado, um chamado para ser religiosa.

Fiquei feliz, pois já tinha visto Nossa Senhora, na capela, se mexer para mim durante a missa matinal. Minha irmã, que se tornou médica e professora de medicina, dizia que isso aconteceria com qualquer pessoa que olhasse fixamente para qualquer estátua. Meu pai procurou afastar de mim qualquer tendência à vida religiosa.

Acabei me casando cedo e tendo minha filha amada com 17 anos. O marido se foi, mas a filha ficou. Aprendi a fazer tricô, fiz enxoval, lavei fraldas e fervi cueiros, dava banho e amamentava. Era feliz.

Foi quando o meu pai voltou e me questionou: "Vai estudar ou trabalhar? Não pode só ser mãe, ficar em casa cuidando da filha. Ficará embrutecida". E disse que não me ajudaria a encontrar emprego, ou seja, a solução era voltar a estudar.

Isso não era um problema para mim; meus pais eram professores, educadores, bem como meus avós – tanto paternos quando maternos. Educação é a base de uma vida lúcida e boa.

Voltei a estudar e acabei entrando na faculdade de Direito da PUC. Na verdade eu queria estudar Filosofia ou Teologia, mas meu pai argumentou que professoras não eram respeitadas no Brasil.

Segundo ele, não adiantaria estudar Filosofia ou Teologia para dar aulas, ganhar pouco e não ter independência financeira; antes escolher uma profissão liberal. No cursinho para o vestibular, tive um namorado que queria ser advogado. Como ele trabalhava durante o dia e só poderia cursar a faculdade no período noturno, fiz o vestibular para estudar à noite na PUC.

As salas de aula da faculdade eram antigas, escuras, de pé-direito muito alto.

E, embora anos antes tivesse deixado de ser católica, passando a não acreditar em Deus e a não querer saber mais de religião, tínhamos aula de Direito Canônico, que, no primeiro ano, parecia catecismo. O padre de batina era monótono e falava do que não me interessava.

Assim, pedi transferência para outra instituição, a Universidade Mackenzie, que é presbiteriana. Como ninguém podia saber que eu era mãe, não tinha amigas – enquanto o maior desejo das meninas era namorar e casar, eu queria ficar livre de meus pais.

Naquela época, consegui um emprego no *Jornal da Tarde*, muito motivada pelo salário, somado à liberdade de escrever e de entrevistar, mesmo com a vergonha de perguntar coisas íntimas a desconhecidos. Enfim, o jornal foi uma escola de vida, com questionamentos, dúvidas, tentativas e erros e acertos.

Até que um dia fui flagrada em uma recepção para a qual fora convidada. O dr. Rui Mesquita, nosso diretor, também tinha sido convidado, algo imperdoável, visto que não tinha como uma jovem inexperiente frequentar o mesmo grupo de pessoas do quase "Deus". Eu me surpreendi em encontrá-lo, sentado, de pernas cruzadas, na mesma sala de meus parentes e amigos. E, por esse "atrevimento", certamente houve retaliação.

Anos depois, viajei para a Europa em licença especial "para estudar inglês", mas não voltei ao emprego: pedi demissão do jornal em uma carta escrita com canetas coloridas, cada frase de uma cor.

Ao retornar ao Brasil, fui até a redação, ainda que já não fosse mais a mesma jornalista que saíra anos antes. Dr. Rui me ofereceu o emprego de volta, se eu quisesse. Eu queria muito aceitar, ainda que sentisse muita saudade de estar com a minha filha, mas o chefe da redação à época, Murilo Felisberto, me disse que não, pois não gostava de gente que ia e voltava. No final, não voltei e passei a dar aulas de inglês.

“Educação é a base de uma vida lúcida e boa.”

Naquele período, minha mãe, sentindo que eu estava muito só, quis que eu revisse meus primos. Por isso, convocou o primo dela, César, pai dos jovens Mutantes Sérgio e Arnaldo, com o irmão mais velho, Claudio Cesar, para me fazer companhia. Foi assim que cheguei à Cantareira, ao rock'n'roll brasileiro, quando passei a ouvir Yes, Pink Floyd e The Who e a ler poesias existenciais.

Lembro também de um amigo que sempre se sentava comigo e em silêncio, apenas ouvia e voava comigo por mundos incríveis. Chico era inteligente, sensível, também havia morado em Londres e era uma pessoa muito querida. Tive a oportunidade de visitá-lo no hospital antes de morrer. Ele sorria e me perguntava sobre a outra margem.

Ele esteve no meu aniversário de 60 anos, convidou-me para o seu e eu não fui, o que me gera arrependimento até hoje. Desses que a gente não esquece, mesmo quando ficamos mais velhos.

A vida é feita de acontecimentos e acidentes de percurso.

Outro episódio de destaque na minha biografia foi quando me casei com o jovem responsável pela iluminação dos shows de Alice Cooper. Morava em Coco Beach, na Flórida, pela qual desfilavam cães enormes e aconteciam inúmeros shows de rock'n'roll.

Com muitas saudades da minha filha, voltei ao Brasil. Mas agora diferente: cabeluda, sem pentear os

“A vida é feita de acontecimentos e acidentes de percurso.”

cabelos encaracolados, sem maquiagem e sem sutiã, representando uma imagem muito distinta da jovem elegante que a cada dia exibia uma roupa e uma maquiagem diferentes.

Naquele turbilhão, de cara lavada e roupas rasgadas – por ser contra o consumismo e lavar sempre as mesmas (e não pela moda, como é hoje) –, envolvida em protestos e militância social, encontrei o zen. Ou teria sido o zen que me encontrou e até hoje me acompanha?

Iniciei as práticas meditativas seguindo livros e manuais, depois fui morar nos Estados Unidos e encontrei o Zen Center of Los Angeles, para onde me mudei na década de 1970. Foi a grande transformação de minha vida: olhar para mim mesma, observar a mente, expandir a consciência de forma natural, sem drogas, sem interferências. Apenas sentar em silêncio, seguir o inspirar e expirar; rever toda a história de minha vida; ir além de mim mesma e comungar com todo o cosmos.

Foi difícil, lindo, transformador e precioso. Tudo passou a fazer sentido.

Cada fase da vida, cada circunstância... Nada a ser jogado fora, nada a se apegar.

Se eu não tivesse passado pelas experiências pelas quais passei, não seria quem era naquele momento.

Assim, sem rancor a nada e a ninguém, foi como se eu houvesse renascido e me percebido interligada a tudo e a todos.

Então, decidi dedicar o resto da minha vida – e as outras vidas, se houver – à prática do zen-budismo.

Não avançamos para o despertar: somos levados até ele

Em 2024 serão celebrados os setecentos anos do parinirvana, o grande nirvana final, a grande paz, do mestre Keizan Zenji Sama, que viveu no século 14. Entre seus escritos e ensinamentos, destaco o seguinte trecho: "Faça zazen com todo o seu ser. Nunca se esqueça. Nunca o perca".

É assim que também transmito a quem encontro essa prática rara, milenar, que transforma as nossas vidas.

Entrei no zen. Tornei-me zen. O zen entrou em mim. Pratico e ensino zazen – sentar-se em zen.

Sem necessidade de drogas, bebidas, jejuns ou mantras. Sentar apenas por sentar, visto que nessa aparentemente simples ação tanto ocorre: existe o questionar, o duvidar, o crer descrendo e o jamais desistir. Eu costumava pensar, observando praticantes à minha volta na sala de Zazen de Los Angeles, que, se os outros conseguiam, eu também conseguiria.

Do balé clássico, do rock e da dieta de Beverly Hills, passei a participar de retiros e grupos de estudo. Larguei

‘Faça zazen com todo o seu ser.
Nunca se esqueça. Nunca o
perca’ (Keizan Zenji Sama).
É assim que também transmito
a quem encontro essa prática
rara, milenar, que transforma
as nossas vidas.

o marido e o emprego no Banco do Brasil, vendi o carro, fechei a conta no banco. Sem chaves e sem talão de cheques, me sentia livre.

Comecei a morar no Zen Center of Los Angeles, momento em que doei minhas roupas e sapatos para a lojinha, além de livros, muitos parecidos com os que eu já havia lido, que encontrei. Muitas das pessoas que ali residiam haviam lido os mesmos livros, tido experiências semelhantes e questionamentos como os meus. Acabei encontrando uma família naquele lugar.

Escolhi ficar, fiz os votos laicos e, depois, monásticos, e fui admitida como funcionária. Ganhava 125 dólares por mês e doava, assim como as demais pessoas, o meu trabalho à comunidade. Porém, como residíamos nos vários apartamentos e casas disponibilizados e a comida era providenciada pelo Zen Center, aquele salário era bem uma fortuna, ainda que estivesse muito longe do salário de 1.400 dólares, das roupas, do apartamento e do carro que eu tinha antes.

Eu precisava desapegar, como fizera com meu marido e meu amado cachorro, Joshua.

E o zazen se tornou a minha emocionante vida. Todas essas memórias se misturam com o presente.

A cada retiro, uma nova descoberta acontecia. Quando John Lennon foi assassinado, por exemplo, passei o retiro todo repetindo suas músicas mentalmente sem saber que ele morrera, algo que me contaram depois.

Mantínhamos o silêncio durante os retiros. Aquele silêncio de não olhar para ninguém e não conversar. Era tudo muito intenso. Quase todas as manhãs me aconselhava com a monja Charlotte Joko Beck, minha orientadora. Depois, me tornei discípula de Genpo Merzel, até que fui elevada a discípula do mestre de todos: Maezumi Roshi.

Era um tempo de descobertas e realizações, em que eu limpava incensários, velas e vidraças e lavava alface para duzentas pessoas. Servir, algo que nunca fizera antes, era prazeroso. Aprendi a costurar e passei a fazer meu pequeno manto de leiga e, depois, os hábitos monásticos. Abandonei os jejuns e os regimes severos.

Ainda nadava na piscina de um hotel próximo e algumas vezes ia à praia. Depois, mais nada: apenas zen, zazen, leitura de textos e treinamento intensivo. "Como se tudo fosse feito de ouro. Eu, você, a mesa. Tudo da mesma matéria básica", foi a explicação que ouvi de um jovem monge, cujos pais também eram monges no Zen Center.

Em uma Cerimônia de Líder dos Sentados, um monge, que seria questionado por todos para saber se havia compreendido o caminho dos Budas Ancestrais, escolhera um caso antigo sobre um burro olhando para um poço. Depois de todos fazerem suas perguntas, eu questionei: "E quando o poço vê o burro, o que é?".

O monge não soube responder, e ficou um silêncio sepulcral na sala.

Depois desse episódio, nosso mestre, Maezumi Roshi, tornou-me sua assistente pessoal, algo fundamental para mim, que tinha o desejo de ser monja. Eu passaria a morar na casa dele, com sua esposa e filhos, e a cozinhar, limpar, regar os bambus e receber as visitas.

Eu era a primeira a acordar e preparava o suco da esposa, a mamadeira do bebê e o chá do mestre. Fazia 108 reverências a todos os Budas Ancestrais antes de subir até metade da escada e chamar a família. Só descia ao ouvir a esposa falar ao mestre "Anata! Anata!", uma palavra de carinho e intimidade usada apenas entre familiares e casais japoneses.

Então, eu terminava de colocar meus hábitos e lia um trecho do Shobogenzo (*Olho Tesouro do Darma Correto*), livro do nosso fundador no Japão, mestre Dogen Zenji (1200-1253). Era uma compilação de seus ensinamentos, tendo reescrito alguns capítulos já mais velho. Ele queria escrever cem capítulos, mas morreu sem terminar. É uma joia preciosa e rara – o Darma de Buda, a Lei Verdadeira do Ser Desperto.

Desde que iniciara a leitura dos ensinamentos do mestre Dogen Zenji, nenhuma outra leitura me entusiasmava. Logo eu, que sempre fora uma leitora assídua, desde os 9 anos. De repente, mais do que o estilo da escrita, o que me seduzia era o conteúdo filosófico espiritual existencial do mestre, chamado de místico realista por um grande acadêmico coreano, Hee Ji King.

Fico me perguntando: como a mística também pode ser realista?

Para que você possa entender o que escrevo, é necessário apreciar os textos do mestre Dogen – questionar, sentar, pensar e deixar que os ensinamentos o levem ao despertar.

Não somos nós que avançamos em direção ao despertar, e sim tudo a ele nos leva.

Eu já não era mais eu, pelo menos não aquela que eu pensava ser. Fui penetrando níveis mais profundos de mim mesma, lugares desconhecidos e preciosos, formados de memórias, sonhos e realidades.

Às cinco e quinze da manhã, o sino tocava três vezes anunciando o início de dois períodos de zazen intercalados por alguns minutos de caminhada meditativa silenciosa. Todos nos vestíamos de preto e nos sentávamos em almofadas redondas pretas, alguns em lótus

“Não somos nós que avançamos em direção ao despertar, e sim tudo a ele nos leva.”

completa e outros em meia lótus, e havia quem se sentasse em cadeiras, ainda que poucas pessoas.

Eu seguia o mestre da sua casa até a sala de zazen, subindo uma pequenina ladeira e passando por uma imagem de Jizo Bosatsu, considerado protetor da terra, dos fracos, das crianças, dos acidentados e dos mortos. Em frente a essa pequena imagem de pedra, eu entregava um incenso aceso ao meu mestre, que o colocava no incensário aos pés da imagem.

Depois caminhávamos até o zendo, entrávamos pela porta dos fundos, subíamos as escadas de tapete – puído, gasto, de tantos anos e tantos passos – e íamos até a sala dos fundadores. Nessa sala havia um altar, no qual meu mestre oferecia incenso e fazia três prostrações completas. A cada prostração, eu tocava um grande sino de metal com um bastão coberto por uma corda branca. O som repercutia em todas as direções.

Em seguida, descíamos as escadas e o mestre oferecia incenso em frente ao altar de Manjusri Bodisatva, o símbolo da sabedoria. Novamente, fazia três reverências completas e circundava toda a sala de zazen. Quando ele passava na minha frente, já estava sentada em meu lugar, perto da porta.

Em seguida, ele reverenciava seu assento, virava-se de costas para reverenciar todos na sala e se sentava voltado para o centro da sala, quase face a face com a imagem central, apenas um pouco deslocado para a esquerda da imagem.

Ficávamos assim por algum tempo, até o momento em que ele se levantava e eu o seguia.

Íamos para uma saleta, com uma acústica completamente blindada, sem janelas e com apenas uma porta. Eu acendia a vela e um incenso, colocava-o no incensário e reverenciava o mestre. Colocava um sino pequeno no corredor e anunciava na sala de zazen que as entrevistas individuais estavam abertas.

Discípulos e discípulas se alinhavam e aguardavam.

Dentro da saleta, o mestre tocava um pequeno sino, ao qual a pessoa respondia com dois toques de sino antes de entrar. No patamar, com a porta aberta, a pessoa fazia uma reverência até o chão, em direção ao mestre, entrava e fechava a porta.

O encontro acontecia até que o sino do mestre tocasse novamente e outra pessoa respondesse e entrasse. Geralmente a pessoa que saía fazia reverência àquela que entrava.

Americanos e americanas não gostam de fazer reverências a pessoas ou imagens. Quando cheguei lá, também me questionei sobre tantas prostrações, e praticantes antigos me perguntaram se eu era tão orgulhosa que não poderia me abaixar em frente a alguém. Eles me questionavam: "Você não reverencia a si mesma, não reverencia a sabedoria, a bondade?".

Mais tarde, o mestre comentou que somente deveríamos fazer várias reverências a ele quando tivéssemos compreendido algo especial. Mas eu me perguntava:

"Como o professor poderia adivinhar o nível de compreensão de um discípulo se sempre se comportasse da mesma maneira?". Ah, penso que algumas maneiras de fazer reverências revelam seu respeito, e outras, apenas o seu ego.

Os episódios que retratam essa época da minha vida surgem enevoados e misturados pelo tempo, como um marcador temporal claro de que, sim, estou envelhecendo.

A mudança de dentro para fora

Certa vez, eu era a última de uma fila para falar com minha orientadora da época, Charlotte Joko Beck. Não sei se pelo fato de ser a hora do almoço, as pessoas estavam apressadas.

Sentada sobre os calcanhares, pensei que talvez, quando eu entrasse na sala, a monja Joko Sensei já estivesse esgotada, que talvez não houvesse mais darma a compartilhar. Mas, quando entrei, percebi a minha tolice. O darma não termina e não se exaure por ter sido manifestado; pelo contrário, continua incessantemente a jorrar sabedoria e compaixão.

Naquela época, eu estudava e praticava todos os dias e todas as noites: toda a minha vida era o zen. Eu morava na comunidade, participava de todos os retiros mensais, fora admitida como funcionária do departamento de publicações e era feliz.

Algumas pessoas estranhavam o fato de eu não me relacionar intimamente com ninguém, embora vários candidatos tivessem se apresentado. Entretanto, durante o zazen, havia notado que eu fazia alguma coisa, de

“O darma não termina e não se exaure por ter sido manifestado; pelo contrário, continua incessantemente a jorrar sabedoria e compaixão.”

forma repetida, para que meus relacionamentos sempre tivessem um bom e intenso início, depois brigas e ciúmes e terminassem de forma abrupta. Eu costumava culpar meus companheiros, mas o zazen me fez perceber que eu também era responsável por um ciclo interminável de amores e desamores.

Eu estava decidida a nunca mais me relacionar com ninguém. Iria me tornar monja, celibatária e casta, como as madres, freiras, irmãs e monjas católicas que conheci na infância e na juventude.

No dia em que pedi ao mestre a honra de receber os votos monásticos, eu disse: "Quero me tornar uma *nun* (freira, em inglês)". Ele me respondeu: "Mas não tenho *nuns* aqui, só tenho *monks* (monges)". "Então, me faça *monk* (monja)", pedi. Ele me olhou profundamente.

Pouco tempo depois, fui convocada a trabalhar na casa dele. Essa era a maneira usada para verificar se a pessoa poderia ou não receber os votos monásticos. Conhecer de forma mais íntima a candidata e ter alguém na casa ajudando a limpar, cozinhar, guiar o carro, cuidar da família e da agenda do mestre. Receber pessoas e a imprensa e servir chá.

Aliás, a palavra *servir* sintetiza bem aquele momento.

Eu lia, estudava, praticava e me preocupava muito em cozinhar para a família.

Essa experiência me resultou uma história interessante: fiquei meses fazendo um arroz "semiduro", soltinho por fora, mas *al dente* por dentro. Por isso, o mestre não falava diretamente que estava duro. Ele dizia que "o arroz da Coen tem *shin* (coração, em japonês)", quando, na verdade, pretendia falar que era duro por dentro.

Essa situação perdurou até o dia em que ele não aguentou mais e pediu que eu colocasse mais água na preparação, pois o arroz estava muito duro. Fiquei com muita vergonha.

A maneira de ensinar o zen não é falar diretamente, e sim fazer a pessoa perceber, de modo que a mudança ocorra pela percepção e pela sensibilidade - de dentro para fora, e não de fora para dentro.

Fui me acostumando a esse mestre e ao estilo zen de ensinar, aprender e ser.

Finalmente, chegou o dia da minha ordenação. Eu havia costurado todos os meus hábitos: o quimono branco, o kuromo preto de muitas pregas e mangas imensas, a okesa de tecido preto colocada sobre o ombro esquerdo, o rakusu de tecido preto, que pode ser pendurado no pescoço e representa o grande manto de discípula de Buda, e o zagu preto, pedaço de pano quadrangular para colocar no solo ao fazer reverências. Na Índia, monges e monjas eram caminhantes, e, quando cruzavam com outros monges ou monjas, abriam esse pedaço de pano

"A maneira de ensinar o zen não é falar diretamente, e sim fazer a pessoa perceber, de modo que a mudança ocorra pela percepção e pela sensibilidade – de dentro para fora, e não de fora para dentro."

no chão para fazer reverências respeitosas. Afinal, eram Budas encontrando Budas.

O zagu, um pedaço de pano do mesmo tecido do manto, recortado e dobrado de forma ritual, também serve para ser colocado no chão e servir de apoio para quem se senta em meditação.

Os textos antigos diziam que o tecido do manto deveria ser recebido de esmola, e assim o foi.

Durante um dos retiros anuais de sete dias e sete noites, uma senhora mexicana ficou hospedada em meus aposentos. Ela era católica e várias vezes por dia rezava o terço. Já eu, como estava me preparando para os votos monásticos, fazia 108 reverências/prostrações três vezes por dia até o chão, repetindo os nomes de todos os monges da nossa linhagem e completando com uma homenagem aos líderes da nossa ordem, nossos superiores nos Estados Unidos e no Japão.

Nós não nos falamos nem nos olhamos diretamente por todo aquele período. Ao final do retiro, nós nos olhamos e nos cumprimentamos, quando ela me contou como havia sido difícil. Seu filho lhe havia dado como presente de Natal um retiro zen.

O corpo dela doía muito e ela estava quase desistindo quando se lembrou de Jesus de Nazaré, em suas dores, seus sofrimentos, na crucificação: se Ele foi capaz de suportar tantas dores, ela também poderia aguentar uma dor no joelho e nas costas. Rezou um Pai-Nosso e a sua relação com a dor mudou; ainda que continuasse existindo, não importava mais. Terminou o retiro sorrindo.

De minha parte, também tivera uma experiência de desconforto físico ao conseguir ficar sem me mover, mesmo quando incomodava muito. E, ao me entregar ao desconforto, sem lutar, algo aconteceu e pude penetrar níveis mais profundos de mim mesma.

Eu me questionava sobre o que era a dor, onde era mais forte, se era quente ou fria e se seria possível enviar moléculas de oxigênio pelo sangue arterial para a área de maior desconforto. Assim fazia. E também assim pude ficar até o fim sem sofrer. A despeito da existência da dor, o sofrimento era opcional.

Essa senhora católica me ofereceu 150 dólares para que eu pudesse comprar o tecido para meus hábitos monásticos. E foi assim que aconteceu: comprei o tecido e costurei meu traje com a ajuda de praticantes hábeis e bondosos.

Tudo pronto, chegou a data tão esperada. A cerimônia foi realizada ao amanhecer. Primeiro entramos em uma das salas de práticas, a que chamávamos de godo, que ficava ao lado da casa da família do mestre e tinha um altar de laca vermelha com adornos dourados.

Vestida de branco, com juban (uma espécie de camiseta branca), quimono (roupa longa até os pés, branca também) e besu (meias brancas), além da roupa íntima branca e nova, me sentei em uma cadeira no centro da sala, de frente para o altar. Havia também tomado um banho de banheira com incensos e reverências antes e depois de me lavar, conforme orientam os textos clássicos.

Os quarenta monges e monjas ali presentes, orando, rasparam a minha cabeça, deixando apenas um pouco de cabelo no topo. Aliás, vale dizer, esse último pedaço de cabelo é chamado de shura, e só o mestre pode raspá-lo.

Depois caminhamos juntos, em procissão, até a sala de zazen, que estava lotada.

Na sala de cerimônias, recebi os preceitos, fiz os votos, vesti os hábitos e o mestre raspou meu resto de cabelo, dizendo: "Este é o shura. Apenas um Buda pode raspá-lo e eu vou raspá-lo, você me permite?". Por três vezes, eu disse *sim*.

Do passeio no Chrysler ao sapo na escada

Ao terminar minha ordenação, fui preparar o café da manhã da família de meu mestre. Só tive um convidado pessoal para a cerimônia – Walter Ferdinand Sheetz, meu vizinho de Beachwood Drive, em Hollywood, onde residi antes de me mudar para o Zen Center.

Walter tinha mais de 86 anos quando o conheci, os cabelos ralos e brancos, magro e pequeno, de olhos azuis e sobrancelhas pintadas de marrom. Todas as manhãs caminhava e trotava pela rua, com uma bengala na mão.

Inicialmente, apenas nos cumprimentávamos. Eu passeava todas as manhãs com Joshua, um cão enorme, azul, great dane (no Brasil conhecido como dogue alemão ou dinamarquês), que não precisava de guia e me obedecia. Corríamos e caminhávamos antes de eu ir trabalhar no Banco do Brasil, em Flower Street, no centro de Los Angeles.

Aos poucos, de tanto nos encontrarmos pelas ruas da vizinhança, Walter e eu começamos a conversar. Ele conhecia muito sobre flores, sabia seus nomes, suas origens e o cuidado que elas exigem. Coisas a respeito das quais eu nunca soube.

Certa ocasião, ele me convidou para tomar café em seu pequeno apartamento. Entrei pela cozinha e nos sentamos a uma pequena mesa. Ele me ofereceu café descafeinado, que bebemos em xícaras de porcelana inglesa branca e azul, e me contou um segredo: "Se você não tiver tempo de limpar a casa toda, apenas deixe a chaleira bem limpa, brilhando, sobre o fogão".

Walter era filho de um rico banqueiro, falido depois da crise de 1929. Certa vez, quando teve tuberculose, conheceu a esposa, alguns anos mais velha que ele, num centro de recuperação. Depois de ambos se curarem da tuberculose, se casaram embaixo de um portal de flores silvestres. Foram muito felizes, liam poesia e peças de teatro juntos, faziam saraus e tinham muitos amigos.

Anos depois, Walter ficou viúvo e muito triste. Ainda assim, ele conseguiu manter amizade com pessoas mais jovens, incluindo a mim, uma de suas três melhores amigas; as outras duas eu nunca encontrei, só sabia que eram mulheres de 30 anos. Na época, nos perguntávamos bastante sobre o sentido da vida, ao que Walter respondia: "O sentido da vida é viver".

Ele tinha um Chrysler branco e verde, com pneus com uma faixa branca, e embora fosse um carro antigo, era muito bem cuidado. As costas de Walter eram curvas, arredondadas, resultado de um acidente: quando forçara de mau jeito a porta da garagem para abrir, havia fraturado a coluna, tendo ficado com uma espécie de "corcunda".

Walter cheirava a Walter; não sei dizer se a sabonete e suor, mas era um odor muito característico. Vestia-se como um americano de classe média do Oeste, sempre com uma camisa xadrez discreta e suéter vermelho. Passou a me emprestar livros, sobre os quais tecíamos comentários. Ele sempre ia às livrarias e comprava os best-sellers, pois, segundo ele, precisava estar a par do que as pessoas estavam lendo.

Um desses livros, sobre ondas mentais alfa e escrito por uma jornalista, e que ele havia me emprestado, me encantou. Em determinado trecho, em uma entrevista com um monge zen, foi-lhe perguntado o que achava de usar eletrodos para induzir o estado zen. O monge respondeu: "Se a ciência diz que é possível, deve ser. Mas por que entrar pela janela?".

E foi exatamente essa frase que me levou a procurar o zen-budismo e ir, pela primeira vez, com meu amigo Walter em seu Chrysler, até o Zen Center of Los Angeles (ZCLA). Lembro com nitidez que ele calçava seus sapatos de cromo alemão – usados apenas em momentos especiais, como aquela ocasião rara e solene.

Para entrar na sala do ZCLA, deixamos os sapatos no terraço em frente à casa. Entramos e foi maravilhoso.

Uma jovem universitária de cabelos escuros lisos que cobriam as orelhas, e de olhos azuis, nos deu as instruções básicas. Era zazen para iniciantes, sempre aos domingos de manhã, com poucas pessoas e em uma sala pequena.

Sentei voltada para uma parede, que talvez tivesse uma porta. Vi um monge japonês todo de branco chegar a essa porta do outro lado, tirar as sandálias de sola de madeira e tiras brancas e entrar na sala bem à minha frente. Nesse momento, pensei: "Vim aqui para encontrá-lo, cheguei até aqui por causa dessa pessoa".

Depois de me mudar para o Zen Center, percebi que aquela imagem fora mental, e não real. Será?

Não havia a possibilidade de alguém ter entrado por aquela porta, sempre mantida trancada por dentro. Também não poderia ter visto um monge de branco entrar naquela outra sala, onde rasparam minha cabeça, tempos depois, no dia da ordenação monástica.

Havia uma porta, sim, mas que era mantida trancada por dentro e tinha, inclusive, uma caligrafia longa pendurada do lado de dentro na qual dizia: ***byodo sore sabetsu, sabetsu sore byodo.**** Não sei até hoje o que aconteceu de verdade.

Há coisas inexplicáveis em nossa vida. E tudo bem: que assim seja.

---

* Tratava-se de uma frase em japonês, provavelmente um ensinamento zen que, em tradução livre, significa "a equidade é a diferenciação, a diferenciação é a equidade".

Mais tarde, quando me cabia limpar aquela sala, eu ficava muito feliz. Havia e ainda há, acredito, um altar lindo de laca vermelha com apliques de metal dourado, como os que encontrei depois no Japão. Antes de mim, muitas pessoas limpavam somente a laca dourada da frente. Descobri que existiam outras peças rodeando o altar, e me alegrava em encontrá-las e sempre arranjar tempo para limpá-las integralmente.

Era como escovar todos os dentes, e não apenas os da frente. Na verdade, não sei se não tinham tempo de limpar todos os enfeites ou se tinham medo de estragar a laca.

Ao sairmos do zazen de iniciantes naquele primeiro domingo, tivemos uma surpresa: o sapato de cromo alemão de Walter não estava mais onde havíamos deixado. Não me lembro muito bem dos detalhes, mas me contaram, anos mais tarde, que Walter voltou guiando de meias para Hollywood.

Retornei mais algumas vezes ao zazen de iniciantes e fui convidada a participar de um workshop, uma oficina zen de um dia inteiro. Aceitei e gostei tanto daquela experiência que decidi me tornar membro da comunidade, mesmo com Walter pedindo que eu tomasse cuidado, já que não sabíamos exatamente quem eram.

Estava decidida, pois tudo fazia sentido em comparação às práticas meditativas que havia experimentado até aquele momento, em outros grupos ou em livros. Pediram que eu chegasse às cinco da manhã durante a semana, ao que prontamente respondi que sim.

Na primeira vez, saí de casa antes do amanhecer, dirigindo pelas ruas silenciosas de Los Angeles. Cheguei e vi, pelas janelas da sala de meditação, muitos homens de terno fazendo prostrações até o chão.

Na casa ao lado da sala de meditação, havia movimento de luzes e pessoas, além de um terraço e um sapo na escada para o qual fiquei olhando fixamente, num gesto recíproco. Fui embora achando que talvez tivesse chegado tarde.

Quando passei a frequentar o Zen Center, porém, notei que ninguém costumava ir meditar de terno e compreendi que a imagem de homens de terno se prostrando até o chão não teria realmente acontecido, sendo provavelmente fruto de uma projeção mental ou da minha imaginação.

O sapo na escada me fez pensar que eu voltaria. Sapo em japonês é "kaeru" – a mesma palavra usada para "voltar". As pessoas costumam presentear com um sapinho de metal ou madeira alguém que está doente, para que a saúde volte, por exemplo.

Havia um pequeno lago na frente dessa casa, usada para tomar café e chá, fazer reuniões informais, comer, cozinhar, lavar pratos e panelas, sociabilizar.

Voltei outras vezes e cheguei a tempo de adentrar a sala de zazen e me sentar com o grupo.

Eu não conhecia ninguém. Ninguém me conhecia.

Antes de estar lá, já estava havia horas acordada, tinha passeado com Joshua pelas ruas de Hollywood, tão cedo que não encontrava ninguém.

Depois da meditação e da liturgia matinal, pegava meu carro para ir para o Banco do Brasil, onde havia conseguido emprego de recepcionista.

Quanto ao zen, aos poucos fui lendo, praticando, comprando roupas mais adequadas, a almofada de meditação.

Eu tinha entrevistas individuais semanais. Era orientada pela monja Joko Sensei. Fui penetrando níveis mais íntimos de mim mesma e, ao final de um retiro de sete dias e sete noites, pedi para ser monja.

Muitos outros episódios aconteceram nos três anos de noviciado.

Uma noite, um homem grande e forte entrou pelos jardins do Zen Center. Ficamos assustadas, vendo a estranha figura trazer um par de patins e colocar em frente à estátua de Jizo Bosatsu – o protetor das crianças.

As monjas que moravam no mesmo edifício que eu ficaram com medo, mas achei melhor falar com ele em vez de me esconder atrás de uma cortina para o observar. Sua filhinha tinha morrido e ele estava muito triste... Trouxera os patins da filhinha... Foi tudo que entendi entre seu balbuciar choroso. Depois, foi-se embora.

Medo de gente? Nem de fantasma. Quem sou eu? O que sou eu?

No mosteiro, em Nagoia, um casal participava dos encontros mensais de zazen, abertos ao público. Trazia seus filhos e eu me encarregava de brincar com as crianças. Depois, desapareceram. Aonde teriam ido ou o que teria acontecido?

Uma tarde o pai voltou. Estava só e aflito e queria falar com nossa superiora, que havia saído.

As noviças da recepção ficaram assustadas e não o queriam receber. Como eu o conhecia bem, fui até a porta e o fiz entrar. Conversamos em um cômodo quieto e tomamos chá.

Ele usava chinelos de um hospital e havia fugido de uma internação como paciente psiquiátrico. Que surto teria tido para ser internado?

Em sua procura espiritual, depois do zen, afastou-se da família e se entregou às práticas nas montanhas, práticas solitárias e austeras. Naqueles cem dias na mata, não se sabe o que teria visto ou o que teria acontecido com ele.

Depois de conversarmos, ele deixou alguns pincéis de caligrafia japonesa para serem entregues à nossa

"Medo de gente? Nem de fantasma. Quem sou eu? O que sou eu?"

superiora quando ela voltasse e foi embora, logo após o chá. Só não sei para onde foi nem se realmente voltou ao hospital.

Entreguei os pincéis à superiora, algumas horas depois. Ela agradeceu e me disse que sabia da procura desse homem jovem, cuja mente se perdera ao tentar se encontrar.

E me pergunto hoje: onde ele estará agora?

Tenho até hoje, guardada em algum lugar, uma foto ampliada das crianças com quem eu brincava para os pais praticarem zazen.

Até hoje penso nessa família. Teriam se reunido? Teria o pai voltado a conviver com os filhos e a esposa? Estariam bem e felizes?

As crianças devem ser adultas agora; embora nunca mais tenha sabido deles, coloco-os em minhas preces.

Lembro-me de casos e mais casos de pessoas que nos procuram nos mosteiros, templos e centros zen. Na verdade, estão procurando a si mesmas. Algumas, se não forem bem orientadas, se perdem nas encruzilhadas.

Há quem queira ter poderes especiais, quem se julgue mais que os outros, quem tenha expectativas mirabolantes e quem se entregue, simples e humildemente.

A fé é importante e não se dirige necessariamente a uma entidade ou a uma pessoa. É importante que a pessoa tenha fé nela mesma, na vida ou na humanidade para que a vida tenha um sentido. Qual é a sua fé?

Os que passaram, os que se foram, os que ficaram

Estamos em um retiro de silêncio, em Los Angeles, e recebo um telefonema do Brasil. Meu primo Arnaldo Dias Baptista havia caído do sexto andar de um prédio em São Paulo. A despeito das dúvidas sobre uma possível tentativa de suicídio ou se teria sido empurrado por alguém, estava vivo. E, embora hoje saibamos, naquela época não entendíamos quais seriam as sequelas. Só o queríamos vivo e forte.

Ao final do retiro, falei com meu mestre e com outro monge japonês que viera auxiliar na formação de monásticos – mais de quarenta monges e monjas ordenados pelo mesmo professor.

Oramos juntos. O jovem monge japonês usava um rosário budista e fez vários gestos especiais. Havia intenção e fé, confiança.

Arnaldo não morreu.

Uma noite, reunida com outros praticantes, dei um grito, como se eu fosse Arnaldo caindo do sexto andar.

Teria ele gritado ou não? No zen trabalhamos muito o tornar-se alguém ou alguma situação, em vez de explicar com muitas palavras.

Foram contar ao meu mestre. "Gritar é fácil", disse ele. "Não gritar é difícil."

Teria Arnaldo gritado ou silenciado?

Voltei ao Brasil e fui visitá-lo no Hospital do Servidor Público, mas ele não me respondia. Sentei-me na cama vazia ao seu lado e conversei com ele; disse-lhe que guardasse para si suas experiências lisérgicas, que as pessoas não o compreenderiam e que ele precisava viver. A vida, afinal, é mais difícil e necessária que morrer.

Sua companheira tinha saído do quarto, e eu fiz zazen sentada na cama vazia ao seu lado.

Eu lhe queria muito bem.

Ele estava no Hospital do Servidor porque seu pai era servidor público – e também meu pai, minha mãe e até mesmo Clarisse, a mãe de Arnaldo, Sérgio e Claudio Cesar, o primogênito.

Clarisse Leite, pianista, compositora, de cabelos lisos e esticados, presos atrás da cabeça, tinha um rosto raro, longo, magro. Usava óculos e tocava piano lindamente. Amiga de minha mãe, foi com ela ao hospital quando do meu nascimento.

Clarisse me dizia que soube, antes de eu nascer, que eu seria uma menina, pois minha mãe tinha uma

“A vida, afinal, é mais difícil e necessária que morrer.”

presilha de cabelo cor-de-rosa que caiu no chão quando ela foi para a sala de parto. Essas analogias sempre fizeram parte de previsões e crenças antigas.

Nasci de fórceps e tive um braço deslocado. Preces ao Sagrado Coração de Jesus foram feitas.

Quando tiraram o gesso, minha mãozinha se abriu – estava curada. Choro e riso se misturaram em sua face, mãezinha.

Vejo minha mãe, Branca, estudando, caminhando, guiando o carro, recebendo visitas e declamando. Saraus familiares deliciosos com piano, violão, poesia e canção eram realizados em sua casa. Ninguém se embriagava, e havia uma alegria natural de estarmos juntos e apreciarmos a arte.

Faceira, eu declamava poesias que faziam meus priminhos se assustarem. Eram sempre poesias sérias, de sofrimentos, dores, exclusões, questionamentos sociais e existenciais.

Arnaldo e Sérgio, irmão mais novo dele, tinham medo de minhas interpretações dramáticas.

Arnaldo chegou um dia a me visitar depois que saiu do hospital. Subimos até meus aposentos, e ele colocou um incenso em meu altar, agradeceu e se foi. Nunca mais o encontrei presencialmente, e agora só o vejo nos filmes, na televisão e nas postagens nas redes sociais. É artista plástico.

Outra figura de que me recordo agora é o maestro João Carlos Martins, com quem estive recentemente num encontro sobre envelhecimento saudável 360°.

Desde criança o maestro sofre de uma doença rara que causa dificuldades de controle dos músculos do corpo. Tornou-se um virtuose do piano. Certa ocasião, depois de já ser conhecido, famoso e excepcional, piorou. Mas ele desistiu? Nunca. Fez outras muitas cirurgias e passou a ser maestro.

No universo da música, podemos mudar de instrumento, mas ela, a música, nunca abandona seus pares, seus amados amantes que precisam entregar a ela de volta suas vidas, seus corpos, suas mentes, seus afetos, seus espíritos.

Você é capaz de se entregar e se integrar completamente a uma arte, uma atividade, uma ação? Se não viveu essa entrega até hoje, descubra o que merece essa doação do seu tempo e da sua atenção.

Certa vez, em Campos do Jordão, fui chamada a palestrar durante as celebrações dos quinze anos da Fundação Lia Maria Aguiar. Dona Lia levou às crianças e aos adolescentes da cidade aulas de arte – de todas as artes. Levou alegria, transformação, contato com a nobreza e a beleza da mente humana. A criatividade leva à longevidade.

Dona Lia fundou recentemente até mesmo um hospital para cuidar de quem pouco tem, dos que não costumam ser cuidados ou bem cuidados.

A longevidade saudável inclui, necessariamente, arte, religião e razão de ser – um propósito. Qual o propósito de sua vida? Se ainda não encontrou, talvez seja porque não procurou.

Ah! Minha mãe. Que saudades de você, de suas mãos, de seus cabelos e de sua voz declamando poesias lindas, existenciais, questionadoras, apaixonantes e apaixonadas, fortes e profundas, suaves, alegres e brincantes. Voz e corpo transformados na arte da interpretação.

Ainda a vejo aqui, nos arquivos de meus vídeos e filmes pessoais, gravados em meu ser. Bela, jovem, brilhante, rindo e fazendo rir, chorando e fazendo chorar. Emoções humanas preciosas.

Ensinou-me a ser, a questionar, a procurar sem jamais me cansar, sem desistir de mim ou da realidade, do mundo.

"A criatividade leva à longevidade."

Nos saraus de família, César Dias Baptista, pai de Arnaldo e de seus irmãos, lia suas novas poesias. Muitas vezes telefonava e ficava horas lendo para minha mãe, de quem era muito próximo, suas novas obras.

Os meninos, seus filhos, vinham também. Eram muito levados e minha mãe dizia, quando aprontávamos alguma, que parecíamos os filhos do César.

Realmente eles nos ensinavam algumas traquinagens. Por exemplo, se a mãe empregasse alguém de quem a gente não gostasse, bastava abrir a mangueira e inundar o quarto da moça. Que vergonha! Uma vez assim o fiz e, claro, a jovem foi embora, para tristeza de minha mãe.

Mamãe era educadora, trabalhava para o Ministério da Educação e saía todos os dias para inspecionar os colégios da cidade de São Paulo. Lia relatórios, verificava folhas de presença, professores, aulas, notas.

Algumas vezes nós – eu e minha irmã mais velha – a acompanhávamos. Em outras, ficávamos em casa, onde sempre havia alguém para ajudar na limpeza e na cozinha. Com medo de que essas pessoas pudessem bater em nós, mamãe dizia antes de sair: "Coitadinhas das meninas, o pai foi embora e ficaram perturbadas. Não batam nelas".

“A longevidade saudável inclui, necessariamente, arte, religião e razão de ser – um propósito. Qual o propósito de sua vida? Se ainda não encontrou, talvez seja porque não procurou.”

A segunda esposa de meu pai, com quem ele teve minha irmã mais nova, era linda, alta, morena, de olhos escuros. Não tivemos muito contato com ela, pois minha mãe temia que nos aproximássemos muito da pessoa por quem meu pai se apaixonara.

Eu e minha irmã mais velha amávamos nosso pai e sentíamos grande respeito por ele.

Minha irmã mais nova, que morava com meu pai, tinha uma relação diferente com ele; gritava para ganhar um sorvete, coisa que jamais faríamos. Na verdade, eu costumava apenas apontava e dizer: "Um sorveteiro". Certamente, meu pai deveria saber que eu queria um sorvete, mas nunca pedi para comprar. Na maioria das vezes, ele fingia não ouvir e eu ficava amuada.

Quando minha irmã mais nova estava junto, fazíamos um coro com ela: "Queremos sorvete! Queremos sorvete!", e tanto gritávamos que ele acabava comprando e pacientemente esperava que terminássemos o sorvete antes de continuar nosso passeio.

Quando eu estava no Zen Center of Los Angeles, minha irmã mais nova apareceu de surpresa. Havia ido a Nova York com um amigo fotógrafo. Ela continuava linda, loira, de olhos azuis e muito queimada de sol. Ficou uma temporada conosco.

O pessoal da comunidade dizia que talvez ela se tornasse monja como eu. Entretanto, ela tinha dois filhos que a esperavam no Brasil. Conversamos com meu superior, Maezumi Roshi, que logo percebeu a saudade e o amor que ela sentia por sua filha e por seu filho. Sua prioridade eram as crianças. E poucas semanas depois ela retornou ao país.

Outra pessoa que me visitou no Zen Center of Los Angeles foi meu outro primo, filho de César e Clarisse – o Sérgio.

Desde pequeno, quando minha mãe ia buscar Clarisse e seus filhos em sua casa, Sérgio trazia um violão e, percorrendo os poucos quarteirões que separavam nossas casas, tocava no carro.

São poucas as memórias dessa época. Eu cresci e fiquei mocinha aos 11 ou 12 anos. Parecia ter 15, me diziam. Os meninos são diferentes; os primos, quase da mesma idade, pareciam crianças.

Fui reencontrá-los depois do enterro de minha avó Virgilina, no Cemitério São Paulo. É interessante como a morte é responsável por reencontros e por mudanças de vida.

Não queremos ser café com leite

Virgilina – que nome raro, antigo – era minha vovó querida, de pernas tortas como crianças que são colocadas a andar antes do tempo... ou que foram carregadas ao lado do corpo de alguém.

Vovó rezava o terço, era filha de Maria, tinha os cabelos branco-azulados, lixava as unhas em pontas finas, tocava piano lendo partituras e declamava o poema que seu pai, Eugenio Leonel, Comendador da Ordem da Rosa, fizera para ela:

> "Tens um porte tão leve e tão faceiro
> e uma alma tão bondosa e pura
> que nem sabe teu pai se a formosura
> Ou se a bondade deva amar primeiro.
>
> O teu sorriso, alegre e fagueiro,
> é um alívio ao pesar que me tortura
> nesta vereda da existência escura.
> Que trilho, como eterno forasteiro,
>
> Ris, entretanto quando ris nem pensas
> no pélago das dúvidas imensas
> em que, por ti, minha alma aflita nada.

Mas não importa, o teu futuro ponho,
diáfano e constelado como um sonho,
no seio de Maria Imaculada".

Vovó Virgilina trazia na bolsa uma fotografia antiga, de quando jovem, com os cabelos presos, um vestido de gola alta, e nos dizia: "Eu fui bonita. Certa vez, quando passeava pela rua Barão de Itapetininga, um jovem, ao me ver, exclamou: 'Nunca vi mais linda, nunca vi mais linda'".

Quando a conheci, ela tinha toda a pele do corpo enrugada. Era pequenina. Queria ser freira na adolescência, mas se casara com meu avô, seu primo-irmão, lindo, alto, de cabelos crespos e bigode negro, que tocava violão e piano – ouvido perfeito.

Tiveram seis filhos – todos em casa, é verdade. Dois morreram bebês. E uma filha morreu aos 21 anos. A inesquecível e saudosa Sarita, para quem minha mãe escreveu estes versos:

"Sem medo ao nada,
minha morta amada.
Quero morrer, murchar
e não ser, no seu coração".

Minha mãe dizia que se tornara uma santa protetora da família.

"A vida é um vale de lágrimas", algumas vezes suspirava vovó.

Ela queria sempre ir à igreja, confessar-se. Queria penitências, e padre que não dava penitência, para vovó, não era bom. Afinal, ela sentia ciúmes, raiva, precisava melhorar, se purificar.

Confessava e procurava igrejas e padres que entendessem a necessidade contínua de ser melhor, de se arrepender e se emendar. Havia alguns que diziam: "A senhora não precisa vir ao confessionário mais. Basta rezar uma Ave-Maria". Esses padres, segundo ela, não eram bons padres, não a entendiam. Ela precisava de conselhos, de advertências, de penitências.

"Atualmente a Igreja Católica trocou as palavras *confissão* e *penitência* por *reconciliação*. Devemos nos reconciliar com Deus." Assim me ensinou o jesuíta irmão Marcos Epifânio, quando mantivemos um diálogo, no Instagram do Centro de Espiritualidade Cristo Rei (Cecrei), no Rio Grande do Sul, sobre o silêncio na tradição inaciana e na tradição zen.

Conheci muitas pessoas idosas que, assim como minha avó, queriam ser levadas a sério, queriam ser corrigidas e admoestadas nas salas de zazen, como qualquer jovem adulto.

Essas pessoas não queriam ser café com leite, como eu fora na infância.

Café com leite significava que nossos pontos, durante um jogo, não eram válidos, porque éramos muito pequenas e o que fizéssemos não valeria nada.

Que situação embaraçosa e triste é estar em um jogo, mas não estar de verdade. Será que também tratamos nossos idosos como café com leite?

Você é capaz de tratar todas as pessoas como seres humanos hábeis em entender, aprender e se transformar?

O amor de meus avós era suave. Ele assobiava na escada de nossa casa, para que ela descesse, quando iam sair. "Bamo, bamo" (vamos, vamos), ele falava, brincando ao chamá-la.

Vovô usava – quase sempre – casaco longo e chapéu, e só em dias muito quentes o casaco ficava no apartamento da avenida São João.

Foi rico e herdou fazendas. Foi diretor de escolas pelo interior de São Paulo. Vendeu fazendas para comprar um palacete no Rio de Janeiro, um cinema e algumas lojas. Porém, veio a crise de 1929 e ele perdeu tudo.

Minha mãe se lamentava que ele, que já fora menino rico, comprava caro e vendia barato, não sabia negociar. Já na velhice, foi tesoureiro na USP por anos. Morreu e me deixou só.

"Que situação embaraçosa e triste é estar em um jogo, mas não estar de verdade. Será que também tratamos nossos idosos como café com leite?
Você é capaz de tratar todas as pessoas como seres humanos hábeis em entender, aprender e se transformar?"

Vovô era meu parceiro, contava histórias, me deixava pentear seus cabelos brancos, recortava bonequinhos de jornal de mãos dadas, contava histórias de dignidade, honra e valentia.

Ele me ensinou a dançar e a cantar. Se as outras pessoas falavam que eu era desafinada, ele nada dizia e me estimulava a cantar.

Seus dedos eram longos, brancos, finos. Era alto, elegante, tinha bom gosto para se vestir e se calçar. Vovó tinha ciúmes dele.

Foi interessante conviver com esse casal, que soube manter pleno o amor por toda a sua vida.

Quando vovô morreu, vovó se desligou do mundo. Disse que não era ele no caixão. Era seu filho. Ele não morreu. Como poderia? Ele a esperava e ela iria se encontrar com ele.

Ela nem sempre reconhecia minha mãe após a morte do vovô. E também morreu, alguns anos depois.

As pessoas nascem e depois morrem. Mesmo que não as queiramos ver mortas. Morrem. Ainda que possamos fingir que isso nunca vai acontecer.

César morreu, e fui ao enterro à espera de encontrar meus primos: o mais velho, Claudio César, e os mais novos, Arnaldo e Sérgio. Ninguém compareceu. Estranhei.

Quando meu avô morreu, eu não fui ao seu enterro. Na verdade, ele tinha ficado bravo comigo, estávamos de mal.

Eu tinha um namorado e, após o jantar, nós dois brigamos e houve um corre-corre em volta da mesa. Vovô estava na sala, assistiu a essa cena e ficou muito bravo, afirmando que meu comportamento era impróprio e desrespeitoso.

Mamãe também me disse que era falta de respeito meu avô testemunhar uma briga de namorados.

Eu não sabia. Estava até mesmo me exibindo, pensando que ele, vovô, notaria como eu era forte e destemida. Foi o oposto.

Vovô era muito querido por mim. Da mesma forma que a vovó não o reconheceu no caixão e os filhos do César não foram ao velório, eu também nunca quis vê-lo morto. Só tenho memórias dele vivo.

Também não fui ao velório de meu primeiro marido, Antonio Carlos Scavone. Ele morreu no acidente de um avião da Varig nas proximidades do aeroporto de Orly, na França. Tinha 33 anos. Seu carro de corrida era número 33.

Quando seu corpo – como o de todos os passageiros que morreram no mesmo voo – chegou a São Paulo, eu e minha filhinha fomos para uma fazenda distante, de uma família amiga, no interior. Também não quis vê-lo morto.

No dia do velório e enterro, nossa filhinha caiu do cavalo em que montava e machucou o lábio. Algumas gotas de sangue caíram na terra.

Hoje, os restos mortais dele estão no Cemitério São Paulo, no túmulo da família de sua mãe.

Vovô foi enterrado no mesmo cemitério, no túmulo que foi aberto quando sua filha de 21 anos, Sarita, morreu. Anos e anos depois, fiz a exumação do corpo de vovô, a fim de abrir vaga para o de minha mãe. Ao abrir o túmulo, no que restava do caixão de madeira, havia traços de um ser – meias azul-marinho, longas, três-quartos, talvez, cheias de pó vermelho e alguns ossos. Sua dentadura sorriu para mim.

A guitarra sem cordas

Meu primo Sérgio Dias me visitou no Zen Center of Los Angeles. Passou alguns dias por lá, meditou e tocou para meu mestre, que deu a ele o nome de guitarra sem cordas.

Sérgio era e é um virtuose, excelente guitarrista. É por isso que meu mestre percebeu que ele e as cordas se tornaram um só ser...

Ele também era um menino quando eu já estava na puberdade e na pré-adolescência. Depois me casei e ficamos anos sem nos encontrar.

No dia do enterro de minha avó, fui levar Clarisse, mãe de Sérgio, do cemitério à sua casa. Meu tio, irmão mais novo de minha mãe, passou mal no enterro. Era o queridinho da mamãe, minha avó.

Meu tio ficou muito triste com a morte de sua mãe, que sempre o amara e protegera. Chorava copiosamente. Caminhei com ele pelos outros túmulos, para que percebesse que a morte faz parte do nascer e viver. Nada o acalmava. Finalmente o convidei a ir comigo, em meu carro, levar Clarisse até sua casa. Ele foi se acalmando e chegamos à casa de César, marido de Clarisse e primo-irmão de minha mãe.

Eu era jornalista nessa época. Vesti-me especialmente para o enterro, toda de preto. Era um short preto e um casaco longo, talvez botas. Já não me lembro bem.

César, que não havia ido ao cemitério para o enterro, nos recebeu, levantou um alçapão e mostrou o local do estúdio dos meninos, dos Mutantes.

Sérgio estava na casa. Era lindo, alegre, estava de calça branca e usava uma faixa longa colorida como cinto. Tinha as mãos parecidas com as de Clarisse, sua mãe.

Ficamos amigos. Ficamos. Algumas vezes conversávamos sobre nossos relacionamentos íntimos, pessoais. Aconselhávamos um ao outro. Aprendi com ele a não ter medo das pessoas na rua, a sorrir. Ele cumprimentava a todos, com alegria. Era leve, suave, feliz. E seus cabelos longos voavam ao caminhar.

Algumas vezes, depois do jornal, eu ia buscá-lo de motocicleta – uma Honda 350 – e o levava na garupa.

Ele não bebia álcool, não fumava. Eu bebia e fumava. Sérgio tinha uma aura de ternura, amor e carinho que me fazia ter vontade de ser como ele – sem álcool e sem tabaco, sem medo e com alegria de viver.

Coisas da vida, acabamos nos distanciando novamente. Fui para a Europa e, quando voltei, minha mãe sentiu que eu estava sozinha, sem jornal, sem amigos, e pediu a

César que me enturmasse com seus filhos e sua banda, os Mutantes.

Eu os vi tocando na TV, num festival, com Gilberto Gil. Ia de moto até a Cantareira, onde os Mutantes moravam, e ficávamos conversando.

Até que houve a separação dos Mutantes. Rita, que eu pouco conhecia, se separou do grupo.

Eu nunca soube as razões, pois não éramos amigas. Ela não fazia parte da família Dias Baptista e nunca participou de nossos saraus familiares da infância. Era a amada esposa de Arnaldo e vocalista da banda...

Todos nos dispersamos, e anos se passaram. Casei-me com um iluminador de shows de rock'n'roll que viera com Alice Cooper ao Brasil.

Fui a esse show com os Mutantes, e assim conheci quem se tornaria meu marido nos Estados Unidos.

A esposa do Liminha, o baixista na época, queria muito que eu tivesse um parceiro e me estimulou a ir me encontrar com o iluminador do show no Copacabana Palace, no Rio de Janeiro. Fui parar em Cocoa Beach, na Flórida, e nos casamos.

Voltamos ao Brasil para regularizar meu visto de residente dos Estados Unidos. Depois de tudo resolvido, fomos morar na Califórnia, onde arranjei emprego no Banco do Brasil.

Encontrei o zen, e o que sucedeu depois já contei aqui.

Fui para o Japão na década de 1980. Fiquei por lá por doze anos, e então voltei ao Brasil.

Depois de uns seis anos no Templo Busshinji do bairro da Liberdade, recebi um telefonema de Sérgio. "Oi, prima, sangue do meu sangue, carne de minha carne. Tudo bem?"

Naquele momento eu estava tendo dificuldades de relacionamento com meu superior e foi esse telefonema que me abriu os olhos. Conversamos por um longo tempo sobre esse problema e ele me disse: "Prima, essa pessoa está controlando você pelo desamor. Só há um caminho: comece a gostar dele".

Na hora reclamei, aleguei que Sérgio era cristão e eu, budista. Mas fiquei pensando em suas palavras. Ele não estava envolvido com as coisas do templo, e um olhar de fora pode esclarecer a situação para quem está dentro de uma crise.

Deixei o rancor e as expectativas de lado e procurei entender e querer bem ao meu superior. Deu certo. É mesmo muito importante contar com a ajuda de outra pessoa em momentos difíceis.

O aprendizado do não medo

Saí do templo no bairro da Liberdade depois de alguns meses e fundei um novo grupo de prática zen-budista. Foi assim que formei essa comunidade, que continua até hoje. Nela, pude e posso divulgar o zen com mais liberdade, justamente depois de sair do bairro da Liberdade. Idiossincrasias.

O templo atual, no bairro do Pacaembu, em São Paulo, chamado Tenzui Zenji, teve o nome dado por meu professor, na época superior-geral do Mosteiro de Nagoia, Zengetsu Suigan Daiosho, pouco antes de minha volta ao Brasil. É um templo reconhecido oficialmente pela nossa sede no Japão.

Depois de doze anos em treinamento intensivo em mosteiros e templos japoneses, fui certificada como Tokuso – Monja Especial – e nomeada missionária oficial da ordem Soto Zen Shu, do Japão para o Brasil, cargo que ocupo até hoje.

Tenho profunda gratidão à superiora do Mosteiro Feminino de Nagoia, Aoyama Shundo Docho Roshi, e a todas as monjas e monges professores e professoras do mosteiro, bem como a todas as noviças com quem pude praticar o darma de Buda.

Se levei anos para entender a grandeza da prática comunitária, ajudada pela paciência infinita de minha mestra abadessa do mosteiro, agora sinto as dificuldades em criar harmonia entre todos que aqui vêm à procura do Caminho de Buda. O caminho do despertar.

"Quando eu mudo, o mundo muda", escreveu minha superiora, Aoyama Shundo Docho Roshi. Fui visitá-la em 2023, no mosteiro, quando recebi dela a caligrafia com esses dizeres.

Tantas vezes ela repetiu para mim, durante o treinamento: "Você é que precisa mudar seu olhar para a prática, não são as outras pessoas".

Hoje, tendo vivido muito mais, finalmente eu a posso compreender.

Quando voltei da Europa, depois de dezoito ou vinte meses de residência, um amigo, a quem eu chamava de John John, veio comigo. Ele tocava violão, adorava rock'n'roll e gostava de cozinhar.

Certo dia, já em São Paulo, fomos juntos ao *Jornal da Tarde* encontrar meus antigos companheiros de redação. Saindo de lá, entramos em meu carro. Mas, como

“Se levei anos para entender a grandeza da prática comunitária [...], agora sinto as dificuldades em criar harmonia entre todos que aqui vêm à procura do Caminho de Buda. O caminho do despertar.”

John John queria passear pelo centro da cidade, eu estacionei brevemente para que ele pudesse descer. Foi quando ele me deu um beijo cinematográfico – ou seria melhor dizer novelístico? – antes de descer do carro. Um beijo longo.

Nesse instante, um homem grande bateu no vidro do carro e se apresentou na janela, mandando John John descer, o que ele fez, assustado. O homem grande entrou no carro ao meu lado, dizendo que era da polícia, e mal apresentou a carteira de identidade, que eu pedi que exibisse.

Ele exigiu que eu saísse rápido dali e eu obedeci. Saí guiando pelas ruas próximas do jornal.

Percebi que, ao passarmos por uma viatura, ele vacilou, tremendo levemente. Com certeza não era policial.

Depois de muito rodarmos, ele comentou sobre uma ex-companheira, que certo dia vira beijando outro. Explicou-me que o beijo que eu havia trocado com John John o incomodara e o fizera relembrar um passado triste. Que ele iria abusar de mim, em represália à antiga companheira.

Era triste ouvir aquele homem grande, ainda jovem, tão perturbado. Não sei por quê, mas eu estava muito tranquila. Senti pena daquele homem solitário. Conversamos por algum tempo, rodando pela cidade.

Ao final, ele desceu do carro e levou de presente um colar meu de miçangas. Embora eu ainda não fosse religiosa, eu o abençoei e parti.

Quando cheguei em casa, uma grande confusão havia se instalado. John John tinha voltado à redação do *JT* e estavam todos me procurando pela cidade. A polícia fora acionada. Avisei que estava tudo bem.

Nesse dia, senti que o não medo, a não repulsa, a acolhida de alguém em sofrimento pode modificar uma história.

Quando era atendente na casa de Maezumi Roshi, em Los Angeles, um homem em situação de rua bateu na porta na noite em que recebíamos um mestre tibetano, um Rimpoche. Havia muitas pessoas na sala e eu abri a porta da casa para o pedinte.

Ficaram todos muito assustados.

Eu imaginava que os mestres de grande sabedoria seriam também mestres de grande compaixão e saberiam orientar o homem, inclusive fazendo-o se transformar, como nos textos de Buda na Índia Antiga.

Não foi bem assim. Ficaram bravos comigo, alegaram que estavam correndo risco, não sabiam o que aquela pessoa poderia fazer. E o homem em situação de rua foi mandado embora.

Então, a compaixão e a sabedoria não significavam abrir a porta da casa a quem quer que fosse? A quem passasse e pedisse ajuda?

Aprendi algo naquela noite. Despedi-me da visão romântica de mestres bondosos e caridosos, sempre

“O não medo, a não repulsa, a acolhida de alguém em sofrimento pode modificar uma história.”

dispostos a receber e a compartilhar ensinamentos. Houve medo e desconforto onde eu esperava que houvesse acolhida.

Contudo, entendi naquela ocasião os seguranças ao lado dos papas e dos grandes líderes. Todos somos frágeis e precisamos de cuidados e defesa pessoal. A fé e os ensinamentos não são suficientes para evitar abusos e até mesmo crimes ou atentados.

Se os seres vivos podem nos causar mal, o que dizer dos invisíveis? Fantasmas existem? São espíritos de mortos ou espíritos de vivos circulando por locais onde já estiveram ou onde querem encontrar pessoas queridas?

Eu estava sozinha numa cela na Suécia e senti uma presença. Perguntava-me quem seria e o motivo pelo qual estaria ali.

Comecei a conversar, no imaginário silencioso, com o ser invisível, expliquei que eu não era especializada em auxiliar seres invisíveis e pedi que fosse procurar pessoas acostumadas a lidar com espíritos. Eu não saberia ajudar.

Fiz uma pequena prece e, seja lá quem ou o que parecesse estar naquela cela, desapareceu.

Seria apenas minha mente?

Uma vez, minha mãe telefonou ao mosteiro no Japão e pediu que eu parasse de fazer visitas imaginárias em sua casa. Ela disse que minha filha pequena estava com medo, pois objetos se mexiam, malas, portas, e ela, minha mãe, sabia que era eu.

Seria eu?

Realmente, de tempos em tempos, eu imaginava que estava andando pela casa em que cresci, subia as escadas, procurava por minha filha, por minha mãe, nos aposentos. Era muito agradável, como se fosse uma viagem espacial e uma forma de matar a saudade.

Porém, vendo o desconforto relatado por minha mãe, nunca mais o fiz. Precisei me conter. As malas e portas se aquietaram na casa.

Há coisas que não podemos explicar, mas não posso negar que Nossa Senhora se mexia para mim na capela do Colégio Sion. Só não sei se seria ilusão de óptica, como minha irmã mais velha costumava afirmar.

Minha mãe comentava que, quando ela orava em frente a uma imagem de Santo Antônio, a imagem ficava toda dourada, iluminada. Muitas vezes, quando oro em frente aos altares budistas, há uma luz dourada também.

No Templo Busshinji, no bairro da Liberdade, certa feita uma família japonesa me procurou para orar por seus ancestrais. Eles me disseram que frequentavam um centro espírita e que foram orientados a me procurar porque as minhas preces chegavam até a quarta dimensão.

Eu não sei o que é a quarta dimensão. O que sei é que, quando oro, acredito no poder da oração, para libertar os seres em sofrimento e trazer a verdadeira paz. Não é um poder sobrenatural meu, e sim o poder da fé, da entrega, da presença, da comunicação sagrada, das palavras e das intenções, da comunhão espiritual com Budas e Bodisatvas.

Minha mãe me contava que, quando pequenina, ela saía no meio da noite sozinha, pela janela do seu quarto, na fazenda de meu avô, para ficar parada na encruzilhada. Diziam que ali, à meia-noite, apareciam mulas sem cabeça, o saci-pererê e almas penadas. Minha mãe menina não acreditava e ficava horas parada no entroncamento das estradas, de bracinhos cruzados, dizendo: "Se existem, quero ver".

E nunca viu nada. Assim ela me falava.

O maior presente que podemos dar a alguém é o não medo.

Ainda uma menina

Eu tinha medo da mulher de tranças que as pessoas que ajudavam em casa contavam que existia. Não subia nem descia as escadas sozinha se não houvesse alguém no outro andar. Minha irmã até brincava com meu medo.

Mas, quando o medo era grande mesmo ou quando ficava triste, me escondia atrás da porta e mamava em um paninho de algodão macio. Tudo ficava bem.

Meu pai tentou me tirar esse paninho colocando pimenta nele, mas não adiantou. Queimei a boca, lavei o paninho e continuei a mamar.

Depois de casada, fiquei sem graça, pois meu marido uma noite perguntou que barulho era aquele no quarto – e era eu virada de costas, mamando no meu pano. Eu ainda era muito menina quando me casei.

No dia de meu casamento, entre soluços, minha mãe dizia: "Estão tirando uma criança, minha criança, do meu colo".

Eu tinha 14 anos e queria ser chamada de senhora, queria assistir aos filmes para maiores de idade. Pintava os cabelos, ia ao cabeleireiro a cada dois dias e só aparecia em público com muita maquiagem, para que ninguém percebesse como eu era novinha.

Eu nunca mentia minha idade. Achava interessante as pessoas arregalarem os olhos quando dizia que já era casada.

Minha pele era linda – o que é compreensível quando se tem 14 anos.

Queria ficar grávida, mas o ginecologista dizia que eu era muito criança e tinha útero infantil. Tomei duas injeções dolorosas e desisti. Na ocasião em que soube que meu marido estava tendo relações com outras mulheres, engravidei.

Foi assim que comecei a pensar que só quando eu abro mão de meus desejos, de minhas intenções, eles se realizam.

Segundo os ensinamentos zen – do eu não eu, do não apego e da não aversão, da confiança no darma de Buda, na Verdade, no Caminho, no assim como é –, não sou eu que avanço em direção ao despertar. Não sou eu que levo pessoas ao despertar.

Tudo que existe me faz ser quem sou, e são as pessoas que se aproximam que me fazem ser.

Não tenho poderes especiais, não sou uma pessoa rara. Apenas falo a verdade que encontrei e que me despertou.

"Tudo que existe me faz ser quem sou, e são as pessoas que se aproximam que me fazem ser."

Houve a procura, houve o encontro. A procura é um contínuo encontrar e procurar.

Você aprecia sua vida? Quantas vidas teve ou tem em uma só vida?

Teme a morte ou teme a vida?

Amar incondicionalmente é desejar que a pessoa que amamos não sofra jamais.

Você é capaz de passar por essa formação?

Medo de morrer, medo de viver, medo de envelhecer. Medo de ser e de não ser ou vir a ser. Quais são os seus medos e quanto eles privam você de viver na plenitude?

Quem sou eu?

Quem é você?

O que é amor?

O que é vida?

O que é morte?

Faça essas perguntas a si mesmo no seu silêncio.

Eu tinha tantas saudades da minha filha Fábia. A cada encontro e a cada despedida, havia lágrimas sentidas.

Até hoje a saudade não acabou.

Minha menina de carinha redonda, fortinha, de pernas e braços poderosos quando a vi nua pela primeira vez, ao chegar em casa da maternidade.

Amamentei, lavei fraldas e cueiros. Fiz tricô, coloquei fitas de seda. Dei banho, penteei e não deixava ninguém a tocar. Era minha, minha filha.

Até a noite em que ela começou a chorar e não parava. A fralda tinha um alfinete, mas eu verifiquei e ela estava bem, o alfinete estava fechado. Ela mamou, bebeu chá e continuava chorando.

Nessa noite, arreguei. Chamei minha mãe: "Por favor, será que pode fazê-la parar de chorar?".

Minha mãe estava esperando para dar a dica. Feliz, pegou a bebezinha em seus braços, sentou-se numa cadeira e a colocou de bruços, balançando suavemente suas pernas. E a menina adormeceu.

Minha mãe estava calma, mas eu estava aflita, cansada, aquele sono de mãe que amamenta...

Foi nessa noite que perdi minha filhinha. Minha mãe foi aos poucos tomando conta dela.

Eu tinha 17 anos, precisava viver minha vida – era como meus pais me diziam.

Meu pai me fez estudar. Depois, trabalhei no jornal.

Vieram uma abertura de consciência, a dor, o sofrimento, a tristeza e grandes alegrias. Fui para a Europa e a saudade crescia.

No avião para Londres, vomitei e vomitei – estava me ferindo ao deixá-la.

Eu costumava levar minha filhinha de moto para a escola. Ela não penteava o cabelo o dia inteiro, e dizia a todos: "Vim de moto com a mamãe".

Meus pais facilitaram para que eu fosse estudar inglês. Esperavam, assim, que eu parasse de beber todas as noites com a turma do jornal, que procurasse ficar bem comigo mesma.

Sofri um acidente de carro e cortei a orelha por dirigir embriagada e não ter o reflexo correto; subi no meio-fio e capotei.

Era madrugada. Ninguém na rua. Estava com dois colegas de redação, e só eu me machuquei.

Dirigir embriagada não é acidente. É crime.

Quando fui para o hospital para ter a orelha costurada, tive uma reação alérgica ao soro. Tudo ficou verde, seres esverdeados se aproximavam de mim quando meu cunhado médico entrou na sala e chamou a emergência.

Eu estava morrendo, mas ali não morri.

Fui para Londres, o espelho mágico do mundo.

Cada episódio, uma lição

Quando conheci o Zen Center of Los Angeles, iniciei práticas meditativas – zazen – com grande intensidade.

Eu trabalhava no Banco do Brasil e o Zen Center ficava entre meu apartamento em Hollywood e a Flower Street, onde ficava a agência do BB.

Fazia alguns meses que eu trabalhava lá quando abandonei marido e emprego, vendi meu carro e, apenas com minhas roupas e livros, me mudei para o Zen Center.

Aos poucos fui trocando as antigas roupas de trabalho no banco por roupas de prática zen, cortando os cabelos, abandonando as aulas de balé clássico. Passei a viver o zen integralmente.

Minha orientadora era Charlotte Joko Beck, monja norte-americana de grandes olhos azuis.

Ao menos uma vez por semana eu passava por uma entrevista individual e particular com ela. Grande mestra, ajudou-me a atravessar as camadas psicológicas que poderiam me prender ao passado ou me fazer ansiar pelo futuro.

Eu já estava havia mais de um ano sem ver minha filha e organizei uma viagem ao Brasil. Saudades...

Fui me despedir de Joko Sensei. Ela não tinha o hábito de abraçar ou beijar pessoas, mas sua ternura transcendia o toque físico – era muito mais íntima e profunda. Porém, como eu estava muito feliz, sem pensar a abracei. Gentilmente, Joko Sensei me afastou e comentou: "Esse abraço não é para mim. É para sua filha. Ela a espera".

Que pessoa verdadeira e honesta.

Ouvi falar de mestres e orientadores espirituais que, em situações como essa, de saudades, de amor, de ternura, se aproveitam de suas orientandas e desviam o afeto – que seria para outra pessoa – para eles. Abusos sexuais algumas vezes aparecem na imprensa. Abusos morais também, desrespeito e aprisionamento por laços afetivos habilmente construídos por orientadores inescrupulosos.

Não foram apenas religiosos católicos que abusaram da inocência de postulantes e noviços. Há histórias trágicas e tristes relacionadas a episódios de abuso.

Entretanto, meu respeito por Joko Sensei só aumentou quando ela, consciente e bondosa, me fez perceber que o afeto que eu dirigia à sua pessoa na verdade era o afeto que sentia por minha filha.

O abraço que tentei dar em Joko Sensei era o abraço que eu daria em minha filha.

Ela não "roubou" esse abraço, não se apropriou da minha emoção e não me tornou dependente emocional de si.

Nesta vida, eu tive grandes orientadores: meus pais, minha irmã mais velha, alguns professores e professoras nas escolas onde estudei. Depois, conheci José Angelo Gaiarsa, que facilitou minha expansão de consciência no momento crítico dos 19, 20 anos, quando eu trabalhava no *Jornal da Tarde* e mantinha contato direto com a realidade de um país tumultuado por greves, passeatas, guerrilha urbana, assassinatos, mortes, desaparecimentos, torturas, governo militar. José Angelo era um psiquiatra que questionava os valores sociais da época e considerava que, em geral, as famílias eram os grandes algozes da mente humana, cheias de preconceitos e valores que nem sempre eram libertadores. Ele era um libertador de mentes.

Nessa época, matriculei-me em aulas de caratê tanto para praticar uma atividade física quanto para autodefesa. E um colega de redação me deu uma arma pequena, visto ser comum que pessoas de movimentos estudantis andassem armadas. E, mesmo que eu não fosse uma ativista, simpatizava com a causa.

Eu, que nunca atirara em nada, em ninguém, vivia um romance alcoolizado e traumático.

Certa noite, meu companheiro na época se despediu de mim e eu quis surpreendê-lo. Fui até seu apartamento, cuja chave eu tinha. Ele estava dormindo com sua ex.

Voltei para casa e peguei a arma. Outro colega de redação me acompanhou e me convenceu a entregar a arma para ele.

Não a usei. Entrei no apartamento, peguei as chaves todas e os deixei trancados. Tiveram que chamar o chaveiro... Muito melhor do que atirar, assustar, matar ou morrer.

Mais tarde acabei por perdoá-lo e compreendê-lo. Vivemos mais alguns anos juntos em outro local.

Os colegas da redação sabiam e sentiam que aquela era uma relação abusiva. Ele era um jornalista muito inteligente e de grande sucesso profissional. Jovem, solteiro e promíscuo.

Há alguns anos eu soube que ele havia morrido – talvez de aids? Já nem sei. Ele teve todas as doenças venéreas do mercado da sexualidade sem cuidado. Passou, inclusive, algumas para mim, causando revolta nos médicos que me atendiam. Mas nosso relacionamento aconteceu antes disso.

Durante esse período, eu fui tentante; mas deixei de sê-lo.

Nunca mais pensei em morrer, em me matar.

Vivo para ser a mudança que quero no mundo, como afirmava Mahatma Gandhi.

"Tantas vidas em uma vida", ainda ouço a voz de minha mãe.

Com 19, 20 anos, eu questionava a sociedade, o mundo, as diferenças sociais, a vida, a morte. Mas desde os 13 eu já questionava Deus e as instituições religiosas.

Eu lia muito. Procurava nos Upanishads, nos Vedas, nos textos da Índia Antiga, nos filósofos como Nietzsche. Procurava a verdade.

Aprendi a ler com 8 ou 9 anos e passei a devorar tudo que tinha na biblioteca de nossa casa. Havia muitos livros, coleções de Eça de Queiroz e Machado de Assis, além dos livros infantis que meus pais traziam e os da adolescência, ainda que os livros "proibidos" fossem os mais sedutores.

A leitura nos leva a pensar, a duvidar, a nos surpreender e à vontade de ler mais.

Quando eu era menina, lia na praia, na piscina, na mesa, no sofá, na cama. Televisão era coisa nova e nem sempre pegava direito, e rádio simplesmente não me interessava.

Mas as poesias de minha mãe, as que ela declamava e as que escrevia – ah! Essas, sim, eram interessantes.

Cinema, teatro, o *Diário de Anne Frank* e as *Reinações de Narizinho* se misturavam com o *Primo Basílio* e

“Vivo para ser a mudança que quero no mundo.”

Mahatma Gandhi

O Crime do Padre Amaro. Balés, óperas, concertos nas frisas do Theatro Municipal. Aulas de balé, banhos de sol e mergulhos nas piscinas e nos mares.

Mas eu também corria pelos muros da vizinhança com os meninos. Andávamos de bicicleta na praça do estádio e me ensinaram a jogar bilhar em um hotel, nas férias – até ganhei algumas partidas. Correr, pular, brincar de fazer tudo que seu mestre mandar.

Roubando cigarros Mistura Fina da moça que trabalhava em casa, aprendi a tragar, a fumar... O essencial é invisível para os olhos. Pequeno grande príncipe.

Entre poesias, realidade e fantasias, eu gostava de mim mesma e gostava de ser admirada.

Não havia computadores ou celulares. Nosso número era 51-3199.

Com os namoradinhos de escola, ficava horas ao telefone – o que será que falávamos? Uma memória difusa, mas, ainda assim, feliz.

Mulheres que abrem caminhos

Minha irmã e eu fazíamos excursões caminhando pelas ruas do bairro e trazendo tantos cães quantos conseguíssemos encontrar nas matilhas soltas pelas ruas. Nós brincávamos e brigávamos.

Minha irmã era minha inspiração. Eu queria brincar com ela, mas, quando suas amigas vinham, elas se trancavam no quarto e não me deixavam entrar.

Na escola, ela dizia sempre que eu era café com leite – ou seja, o que eu fizesse nos jogos não contava.

Foi ela quem me ensinou a ver a realidade assim como se apresentava – sem Papai Noel, sem fantasias. Inteligente, de olhos aguçados, minha irmã também escrevia poesia moderna. Entretanto, era tímida, de cabelos lisos lindos, olhos brilhantes e ávidos por conhecimento e descobertas.

Ela subia no muro do necrotério para ver a dissecação dos cadáveres no IML.

Foi assim, com sua curiosidade, sua inteligência e o apoio de nosso pai, que se tornou médica. Depois, professora de medicina, reconhecida e respeitada por onde passasse. Sofreu. Teve quatro filhas e um menino que morreu jovem.

Nas minhas muitas idas e vindas pelo mundo, no início ela também ia me buscar no aeroporto.

Depois, pouco a pouco, fomos nos distanciando.

Entretanto, o respeito, o amor e o fato de termos compartilhado a mesma casa, os mesmos pais, as mesmas dificuldades e semelhantes obstáculos, superações e alegrias nos colocam em um nível de intimidade no qual ninguém mais consegue entrar.

Ainda que lembrado de forma diferente, nós passamos por esse passado.

Ela não é mais a menina que me fazia ser sua filha ao brincar e que cozia arroz – aliás, muito bom – numa panelinha sobre o fogo de carvão no fundo do quintal.

Se brincávamos de lojinha, ela era a vendedora e eu, a cliente.

Se brincávamos de corte, eu era a rainha – ou seja, ficava sentada na cadeira alta –, enquanto ela era todos os outros personagens.

Não sei se talvez por isso tenha crescido em mim o prazer de sentar e observar. O zazen de apenas sentar é chamado em japonês de shikantaza.

Ela era dinâmica. Gostava da gema e eu, da clara do ovo.

Ouço de seus colegas de profissão que é muito querida, amada, respeitada. Isso me alegra, pois eu sei de sua inteligência – só não sabia também de sua bondade e paciência com alunos e pacientes.

Quando minha irmã se formou, eram poucas as mulheres nas faculdades de Medicina, e ela foi uma das que abriram caminho.

Também éramos poucas nas redações de jornais. Abrimos caminhos.

Procuramos a equidade entre homens e mulheres. Não admitimos piadas e brincadeiras discriminatórias e abusivas.

Um dia, na sala de aula, antes da faculdade, no que era chamado científico, um professor começou a fazer galhofas sobre mulheres, dizendo que eram inferiores aos homens. Minha irmã se levantou.

Furiosa – e ela muitas vezes ficava bem brava, vermelha, e falava chorando de raiva –, ela se levantou e disse: "Os homens são tão pequenos, tão pequenos, que cabem inteiros no ventre de uma mulher".

Silêncio na sala.

Esse professor provavelmente nunca mais fez piadas de gênero.

Ela deveria ter uns 15 ou 16 anos, então isso aconteceu há mais de sessenta anos.

Foram mulheres como ela que abriram os portais para que haja mais respeito e equidade.

Mas ainda falta tanto. Ainda há abusos e feminicídios.

Ainda há muito a ser feito

Neste nascer e morrer incessante, sociedades se formam e desaparecem. Guerras, alagamentos, incêndios, abusos contra a natureza, garimpo ilegal, desmatamento, invasão de terras indígenas e terras sem plantio pelo MST.

Será que nesse surgir e desaparecer algum dia poderemos nos entender e partilhar os frutos da terra, sem poluir, sem matar, sem pensar em ganhos pessoais, sem correr por poder e fama, mas participando do compartilhar?

Há mais de 2.600 anos, Xaquiamuni Buda já admoestava seus seguidores a abandonar fama e fortuna – ser ninguém. O eu não eu.

No século 13, mestre Eihei Dogen insistia com seus seguidores para que não procurassem ter visibilidade social, cargos de poder, riqueza, mas sim que encontrassem o caminho, a verdade e a estabilidade na instabilidade da existência.

Despertar e desenvolver a sabedoria e a bondade é o caminho para a liberdade.

“Será que nesse surgir e desaparecer algum dia poderemos nos entender e partilhar os frutos da terra, sem poluir, sem matar, sem pensar em ganhos pessoais, sem correr por poder e fama, mas participando do compartilhar?”

Os seguidores se cansam e querem ser seguidos também. Eles também podem se tornar modelos, professores, treinadores, orientadores.

Mas é preciso saber que somente alguns ganham visibilidade, fama, fortuna. Nem todos são jogadores de futebol masculino biliardários.

No mesmo país em que há riqueza, existem trabalhadores rurais paupérrimos vivendo quase em um regime de escravismo.

Juntos, cada um em sua função e posição, podemos nos reconhecer humanos e responsáveis pelas causas e condições de nossas ações, pensamentos e palavras, que refletem sobre todos os demais.

Retorno sempre haverá, e pode surpreender a quem não se cuidar.

O que hoje tem pode nada ter logo mais.

O que nada sabe pode vir a saber.

Quem você hoje despreza pode ser quem o auxiliará.

Cuidado, então, com o que pensa, com o que fala e com o que faz. A lei da causalidade é impessoal e implacável.

Por que as crianças brincam? Do que brincam?

Como as crianças, vamos vivendo, sendo o que somos neste momento e nos transformando enquanto somos assim também transformados.

"Cuidado com o que pensa,
com o que fala e com o que faz.
A lei da causalidade é impessoal
e implacável."

Como construir e cultivar uma sociedade mais justa e amorosa?

As causas e as condições físicas, mentais e espirituais existem... em cada um e em todos nós.

O Ícaro moderno tem asas de amor e inclusão.

Cada pessoa, cada ser, pode e deve se manifestar de acordo com sua realidade e imaginação, fazer-se beleza e harmonia. Ternura e alegria no falar, pensar e agir.

Sem medos e sem rancores.

Sem querer impor sua opinião, pois esta também está a se transformar.

É possível, a todo tempo, incluir e transmutar emoções e sentimentos até acessar o grande despertar de toda a humanidade.

A paciência se impacienta e grita: "Até quando vão abusar de mim?".

Depois, se recompõe e sorri. Com meios hábeis, analogias e práticas filosofais e meditativas.

Orações e boas intenções precisam vir acompanhadas de programas globais de políticas públicas, para salvar o solo, as águas, o vento, o ar e tudo que surge e desaparece na Terra.

Que bom viver em uma época em que há tanto ainda a ser feito.

Cada gesto, cada atitude, cada pensamento, cada palavra pode girar a chave da consciência global.

“Que bom viver em uma época em que há tanto ainda a ser feito. Cada gesto, cada atitude, cada pensamento, cada palavra pode girar a chave da consciência global.”

Assim, deixemos de criticar e reclamar para reconstruir, restaurar e criar condições éticas para que a paz prevaleça na Terra.

Para ter leveza na vida

A experiência não nos torna obsoletos; na verdade, a neurociência reconhece que a partir dos 60 anos de idade as pessoas têm melhor capacidade de usar os dois lóbulos cerebrais e são capazes de decisões mais rápidas e coerentes, com mais foco e menos distrações.

Para uma vida mais longa e saudável, proponho:

— *nunca se fechar em um aposento*, tanto físico quanto mental. Esteja disposto a se abrir ao novo, a novas experiências e encontros, como artes, literatura, dança, canto, jogos, atividades físicas em grupos;

— *manter espaços para novos aprendizados e conhecimentos*. Tenha estantes para livros e novos materiais de aprendizado e conhecimento, deixe sempre aberta a capacidade de duvidar e de procurar respostas, não se considere conhecedor de todos os conhecimentos. E respeite outras pessoas, procurando compreender seus pontos de vista;

— *cuidar do corpo e da mente com respeito e dignidade*. Saber que não há nada fixo nem permanente não significa abandonar sua capacidade de se transformar. Cuide do corpo sem o ferir, mas usando de forma adequada seus recursos físicos para que melhorem. Cuide de sua mente sem se drogar de nenhuma forma, sem se viciar em jogos e programas que dão prazer. Escolha o que assistir e por quanto tempo. Não seja induzido pelos algoritmos, mas os reconheça e até mesmo agradeça as sugestões, sem se viciar, sem criar dependência;

— *aprender sobre novas tecnologias e inteligência artificial* para usá-las de forma adequada, e não ser usado por elas. Não se desligue das novas descobertas, não tenha medo das novidades, mas procure conhecê-las e verificar se são aplicáveis à sua vida;

— *não se fechar em concha*: mantenha-se sempre à disposição para aprender e se envolver com outras pessoas, outros pensadores e novas artes e técnicas. Não se considere superior e esteja sempre aberto para novas experiências e saberes.

Família e morte

Não sei exatamente quando foi que percebi ser de uma família biológica chamada humana.

No início da vida, nós nos identificamos com nossos pais, avós, irmãos e irmãs, primos e primas, tios, parentes próximos e distantes – pessoas que cuidam de nós e convivem conosco –, e consideramos que sejam a nossa família. Mas, à medida que envelhecemos, nossa visão muda.

Minha primeira ida ao jardim da infância foi terrível: atirei-me no chão do Instituto de Educação Caetano de Campos – hoje Secretaria da Educação de São Paulo – na Praça da República.

Minha mãe, de quem não queria me separar nem por um minuto, me arrastou por um dos braços enquanto eu chorava. O chão, nunca me esqueci, era de pastilhas octogonais pequenas brancas e azuis.

Na sala das crianças, havia meninos e meninas da minha idade. Foi quando parei de chorar.

Recordo-me de dois episódios de descobertas na escola – é engraçado como a nossa memória funciona.

O primeiro episódio foi: a vez em que um menino tirou as calças e mostrou suas intimidades cobertas de talco. Eu, que nunca tinha visto um menino sem roupas, achei muito curioso. Em outra ocasião, estava brigando com uma menina quando ela enfiou a ponta de um lápis no meu polegar esquerdo, entre as duas falanges; até hoje tenho uma marca preta nesse lugar.

Antes de ser forçada a ir para a escola, eu passava o dia com minha mãe. Ela ia trabalhar e muitas vezes me levava com ela. Geralmente, me dava uma folha de papel para escrever enquanto examinava os documentos das escolas e conversava com diretoras e diretores sobre o ensino e os procedimentos esperados pelo Ministério da Educação, o MEC. Minha mãe era funcionária pública do MEC, e sua função consistia em verificar se as aulas estavam de acordo com os programas federais e se professores e professoras, diretores e diretoras seguiam as regras de ensino, com base em uma Lei de Diretrizes e Bases, que nem sei se ainda existe.

Em casa, meus avós por parte de mãe estavam sempre presentes. Minha avó rezava e meu avô brincava conosco, contava histórias, fazia bonequinhos de jornal de mãos dadas. Meu avô me ensinou a cantar, dançar e jogar baralho e me tirava dos castigos que mamãe impunha, sentada na poltrona de espaldar alto. Era meu amigo, meu parceiro, meu avô.

Já minha irmã mais velha era a parceira da vovó. E, assim, dividíamos o amor e a atenção deles.

Meus pais eram separados desde meus 3 ou 4 anos. Eu e minha irmã – dois anos mais velha – morávamos com a mamãe. Papai morava perto e vinha nos ver quase todos os dias.

Acabei convivendo pouco com meus avós paternos. Vovó portuguesa tinha sotaque e asma, era séria e muito sensível a quaisquer odores, como de perfume ou cosméticos, e preferia ficar na penumbra em seu quarto. Já meu avô também português, era brincalhão, tinha olhos azuis e gostava de comer castanha-do-pará – tinha uma lata cor de laranja, antiga, cheia delas.

Na casa deles tinha um filtro de barro. E um dos tios, marido da irmã mais velha de meu pai, bebia água em um copinho bem pequenino. Dizia que era bom beber água várias vezes e de pouco em pouco.

Também me recordo de que havia um porão em que um tio, irmão de meu pai, abria e fechava rádios, pois gostava de montar e desmontar aparelhos.

Na verdade, me lembro pouco da família de meu pai; sei que havia primos e primas, brincadeiras, poucas brigas, encontros breves e desencontros longos. Não costumava me sentir em casa nas casas dos familiares de meu pai.

As duas famílias, de minha mãe e do meu pai, eram formadas por educadores, que gostavam de ler, de entender, de procurar palavras nos dicionários e sentido nas enciclopédias. Estudar era um de seus grandes prazeres, e eles me transmitiram o gosto pela leitura.

Como já disse em outro momento, com 9 anos já lia de tudo, e não somente os livros infantojuvenis. Os que mais me atraíam eram os chamados "proibidos", aqueles que meu pai proibia – Eça de Queiroz, Machado de Assis, entre outros escritores e poetas. Eram coleções encadernadas, bonitas, com capa dura e letras douradas.

O primeiro desses proibidos foi *O mandarim*, de Eça de Queiroz, o mais fininho de todos e certamente o que mais me impressionou. A história do funcionário público que acaba na China: pensava se valeria a pena tocar um sininho para que alguém morresse para que eu ficasse rica.

Depois, passei a questionar os valores familiares, as missas, os ensinamentos de Jesus, que não seguia, pois me afastei, com 13 anos, das missas e da fé cristã.

Ficaram sempre grandes dúvidas: Quem é Deus? O que é Deus? Que Deus é esse no qual minha mãe crê?

Até os 28 anos, procurei essas respostas em livros e nas aulas de história e de filosofia nos cursinhos que fiz.

Meu pai e minha mãe, bem como minha irmã mais velha, sempre tiveram grande influência sobre mim, sobre a minha forma de ser e de pensar. Meu avô materno também.

O tempo passou, eu passei de menina para mãe. Sou avó e bisavó, mas meus familiares continuam em mim. Não sou eles, não sou cópia deles; sou a continuidade deles modificada por minhas escolhas.

Às vezes, seguia os conselhos que recebia da minha família; alguns eram bons e outros nem tanto. De qualquer forma, me sentia protegida, acolhida e amada por ela, mesmo nas brigas, nos prantos e nos desencantos. Como minha mãe dizia: "Vá lavar o rosto, respire, filha, tudo passa".

Nas minhas idas ao exterior, meu pai escrevia cartas me contando do país, do governo, das situações em casa, com ternura e afeto.

Minha mãe me escrevia cartas filosóficas, questionando minhas decisões e aventuras pelo mundo. Ela dizia que eu parecia ter raízes aéreas, comentando que eu tinha muitas vidas em uma só.

Inspirada por poesias existenciais ouvidas desde meu nascimento e textos transformadores nos teatros e nos livros, acabei me tornando monja. Nos processos meditativos, fui capaz de rever toda a minha história e agradecer todos os episódios que me fizeram ser quem sou. E o que sou não é fixo, nem permanente – continuo sendo transformada. Que aventura esta vida!

Já meu pai, com mais de 90 anos, dizia: "Quero morrer acordado. A morte é a grande aventura de minha vida".

O que é a morte?

“Sou avó e bisavó, mas meus familiares continuam em mim. Não sou eles, não sou cópia deles; sou a continuidade deles modificada por minhas escolhas.”

Faço uma relação direta com os bichos de estimação que passaram pela minha vida. Minha cadelinha Laika, por exemplo, foi atropelada e morreu em meus braços, quando estava sentada no muro de pedras vermelhas da entrada de casa. Foi um episódio de muita dor. Eu a enterrei no terreno baldio vizinho. Depois, enterrei gatinhos, lagartixas, formigas, formando um pequeno cemitério.

A primeira morte próxima de um ser humano com que me deparei foi a da irmã de minha avó. Fiz questão de tocar sua mão fria no caixão. Eu era um pouco mais alta do que o caixão. E a morte me pareceu também fria.

Meus avós e minha mãe sempre se lamentavam da morte de uma filha, uma jovem de 20 anos. Doeu até o último dia de suas vidas. Já pequenina, ouvia a poesia que minha mãe havia escrito para ela:

"Sua beleza de rara nobreza já não mais se vê.
E, ante os rudes céus, eu pergunto a Deus
Por quê? Por quê?
Ficou minha vida, ao meio partida quando ao teu fim
Pois contigo levas, em meio às trevas, metade de mim
Hei de estar contigo nesse teu abrigo, minha doce irmã
E que manso fado, jazer ao teu lado por todo amanhã
Quero adormecer, sem amanhecer, junto ao teu caixão
Amo a sepultura e essa noite escura que me acolherão
Pois, sem medo ao nada, minha morta amada
Hei de enfim morrer, murchar e não ser no seu coração".

“E o que sou não é fixo, nem permanente – continuo sendo transformada.”

A morte como reencontro, como silêncio, como o nada. Sem medo.

Repito: o que é a morte? Seria a libertação das dores e dos sofrimentos do mundo?

Morrer, dormir, sonhar – quem sabe?

"Viera de muito longe, era o evadido
Fugira de madrugada, a manhã ainda dormira
Para chegar aos céus numa viagem já sem cor."

Em outro poema sobre a morte de que me recordo, um ser chega desfigurado, sem feições. De longe, vem uma voz: "Ele é meu filho! Ele é meu filho". A possibilidade da morte novamente como reencontro.

E isso me faz lembrar da morte de Saponga, um traficante morto por um grupo liderado por um delegado chamado Fleury.

Como era minha noite de plantão no jornal, a matéria era minha. Subindo o morro, numa escada de terra com corrimão bambo de pedaços de madeira, encontro uma senhora, que me pergunta: "Será meu filho?".

Na proximidade de uma grande pedra, estava o corpo magro de um adolescente, furado de balas e já com formigas em seu entorno.

Os policiais alvoroçados, respirando forte, falando alto.

Ela de novo, a morte.

Alguns dias depois, me pedem que eu faça o boneco de um policial que fora morto em um assalto a banco. Telefono para a esposa para perguntar quem era seu marido, mas ela ainda não sabia que ele estava morto. Acabei rindo de nervosismo.

A morte não se transforma em vida.
A vida não se transforma em morte.

São palavras de um texto budista do século 13 do mestre Eihei Dogen, fundador da ordem Soto Shu, no Japão, chamado Genjokoan – a questão da vida diária:

"A lenha tem um período em si mesma, com começo, meio e fim.

A brasa tem um período em si mesma, com começo, meio e fim.

A cinza tem um período em si mesma, com começo, meio e fim.

A cinza não volta a ser lenha, da mesma forma que a morte não volta a ser vida".

Outra comparação possível de tecer é sobre as estações do ano. O inverno não vira primavera, mas é um período em si mesmo, com começo, meio e fim.

Assim é a vida. Assim é a morte.

Refletir sobre Tanatus, o senhor da morte, é importante para apreciarmos cada instante da vida. Não significa apressar a entrada no reino da morte, com o suicídio ou o assassinato, as guerras ou as matanças, mas nos faz lembrar a importância de apreciar a existência como tal.

“A morte não se transforma
em vida.
A vida não se transforma
em morte.”

Certa ocasião, convidaram nossa superiora do Mosteiro Feminino de Nagoia, Shundo Aoyama Docho Roshi, para fazer uma palestra sobre a morte, em uma universidade católica de Nagoia, no Japão. Ao voltar, ela comentou com as noviças: "Para falar da morte, precisei falar da vida".

Em nossos mosteiros, antes de dormir, um poema era entoado em voz alta:

"Vida-morte é de suprema importância
Tempo rapidamente se esvai e oportunidade se perde
Cada um de nós deve esforçar-se por despertar
Cuidado, não desperdice esta vida".

Será que estamos desperdiçando a vida? Será que apreciamos cada instante? Será que fazemos o nosso melhor? Procuramos a excelência em nossas atividades, ações, palavras e pensamentos? Será que nos relacionamos, trabalhamos, com o que nos dá alegria e aumenta nossa potência? Ou vamos deixando para ser feliz depois, para encontrar o sentido da vida e da morte mais adiante, empurrando com a barriga nossos questionamentos profundos e nossas ações adequadas para um próximo momento, que pode nunca chegar? Será importante pensar na morte e no pós-morte sem também pensar e viver com plenitude?

Todos vamos morrer. Isso está garantido.

Fetos, crianças, jovens, idosos, doentes e saudáveis, de diferentes formas, assim como há diferentes formas de viver.

Entretanto, adentramos o mundo da morte sozinhos, acompanhados apenas pelo nosso carma, pelas nossas ações repetitivas. Que tal nos comprometermos a nunca fazer o mal, sempre fazer o bem e fazer o bem a todos os seres?

Não apenas o bem para nós mesmos ou para nossos parentes e amigos, mas o bem para todos os seres, o bem para o Grande Eu, o Nós.

Urge despertar para a mente Buda, ou seja, despertar para o processo incessante de vida-morte, em que nada surge e nada desaparece por si só, mas cada instante é recriado, mantido e destruído conforme causas e condições que produzimos repetidamente através de palavras, gestos e pensamentos.

Que todos os seres possam despertar.

Que possam chorar seus mortos, que possam rir de si e apreciar todos os possíveis sentimentos cabíveis a um ser humano, comprometendo-se a cuidar respeitosamente da vida que interdepende de todas as outras formas de vida.

Somos a manifestação de todo o passado da humanidade e o canal com o futuro. E o futuro depende de cada um de nós, embora seja muito maior que cada um de nós.

Sinto falta de você, que morreu antes de mim.

Sinto falta de mim, que morri para o que fui e não volto a ser quem era. Posso apreciar quem sou agora, causa e consequência das decisões e experiências vividas.

Só há um ir adiante. Sem retroceder.

Ir, ir, chegar e continuar a ir... infinitamente, eternamente.

A isso chamo de vida eterna: passar a luz da sabedoria e da compaixão para a próxima geração, para o bem de toda a humanidade.

E esse bem só existirá se houver equilíbrio ambiental, emocional e espiritual; saúde e compromisso com o desenvolvimento sustentável.

Prefiro a expressão envolvimento com a sustentabilidade, incluindo e beneficiando tudo que é, foi e será. Envolver-se é melhor do que não se envolver, como na própria escrita da palavra: des– (partícula de desligamento, de negação) envolvimento.

Vamos nos envolver mais e mais com a vida-morte, o nascer-morrer, num mundo onde não há nem o surgir nem o desaparecer.

As palavras de Buda afirmam que "Nada tem uma autoidentidade substancial, independente e separada".

A morte morre?

Pense nisso. Reflita. Não desperdice a sua capacidade de questionar, pensar, entender, duvidar, procurar, descobrir e continuar a ser.

No nascer e morrer incessantes, mais de um bilhão de vezes por segundo, fazemos escolhas temporárias e, ao mesmo tempo, eternas, pois são a sucessão direta entre as gerações.

Que saibamos nascer e morrer, como as células, sem medo e sem ansiedade, sem apego e sem aversão, mantendo a chama da existência acesa.

"Somos a manifestação de todo o passado da humanidade e o canal com o futuro. E o futuro depende de cada um de nós, embora seja muito maior que cada um de nós."

Quando for, assim será

Sem apego,

sem aversão,

o caminho é livre.

Torne-se o caminho e a liberdade.

Perceba-se interconectado a tudo e a todos.

Somos a trama da vida.

Somos o Uno, o Todo, o Grande Vazio pleno de todas as possibilidades.

Apreciemos o movimento de ir e vir, sem ir nem vir.

Apreciemos cada transformação das rugas na testa causadas pela emoção, pela pré-ocupação.

Cirurgias plásticas, botox, implantes, dietas e relaxantes.

Vamos viver.

Vamos morrer.

Florescer, frutificar, murchar e renascer.

Misturados e transformados, transmutados além, muito além do além, depois do metaverso, dos algoritmos binários, ternários, quaternários.

Viemos de longe e vamos adiante carregando em nós todas as memórias e possibilidades.

Sorria.

“Vamos viver.
Vamos morrer.
Florescer, frutificar,
murchar e renascer.”

A inteligência artificial pode ser grande parceira da inteligência humana, criadora de si mesma.

Sem medo.

Sem apego e sem aversão.

Construir e reconstruir.

Surgir, manter, transformar e surgir em um novo ser, um novo momento, uma nova sociedade – resultado do que foi, é e será. Sem parar.

Futuro no presente.

Passado passando no gerúndio do agora.

Criatividade é a atividade de criar, de recriar, não só de juntar, colar, copiar e rejuntar...

Inesperadamente surge uma palavra, um gesto, um movimento disperso, impensado, jamais divulgado, utilizado... e logo se torna um jeans remendado.

Não pelo uso e pela proposta de não consumismo dos anos passados, mas pela cópia superficial de fingir ser pobre e descuidado... Oh, céus! Oh, vida!

A jovem de 47 quilos, 30 anos, bailarina, corpo de músculos fortes e flexíveis já se foi.

A menina que declamava na escola e nos saraus de família desapareceu.

A adolescente à procura da verdade cresceu.

A jornalista se perdeu em meio a tantas notícias.

Aquela que era já não é.

Aqui há outra que está a se transformar.

De instante em instante deixamos de ser quem fomos e uma nova pessoa surge, em um novo momento histórico.

É o resultado de todo o passado no presente.

Futuro... Mumificar? Congelar? Cem anos mais?

Longevidade. Vida com qualidade. Para todos.

Não só do que é lembrado, de quem é lembrado. Mas de tudo que já fomos desde o início dos tempos.

Do que também foi esquecido e posto de lado, dos invisíveis violados no livro das recordações protocoladas como a história da humanidade.

Fui pequena e cresci.

Fui magra e engordei.

Depois emagreci e nadei até me tornar

água, onda, partícula, movimento.

Fui jovem e envelheci.

Envelhecendo...

Estou viva e morrerei.

Morrendo...

Ainda bem...

Como for, quando for, assim será.

Até lá.

Vivendo... Morrendo...

Sem surgir e sem desaparecer...

Mãos em prece,

Monja Coen

Posfácio

O momentâneo nascer-morrer

Trechos de ensinamentos milenares do zen-budismo Hotsu Bodai Shin pelo mestre Eihei Dogen:

Acordar para a mente-bodai e realizar iluminação estão, ambos, sujeitos ao nascimento-morte momentâneos. Se assim não fosse, nem os momentâneos erros do passado desapareceriam, nem o momentâneo bem do presente apareceria. Apenas Buda clarifica a duração de um *momento*, pois apenas Ele é capaz de produzir e falar uma palavra completa num tempo tão curto quanto um ksana.

Sessenta e cinco ksanas passam no espaço de tempo em que um jovem, no máximo de sua vitalidade, leva para estalar os dedos. As pessoas comuns, embora tenham conhecimento de longos períodos de tempo, ignoram o momentâneo e não percebem que seus corpos-mentes estão em constante estado de nascimento-morte.

Não sabem que há 6.400.099.980 ksanas em vinte e quatro horas, tempo durante o qual seus corpos-mentes estão em um contínuo estado de nascimento-morte. É por isso que são incapazes de despertar para a mente-bodai.

Pessoas que não acreditam nos ensinamentos de Buda ou não os conhecem não creem na verdade do nascimento-morte momentâneos. Apenas as que realizaram a Maravilhosa Mente de Nirvana, o Olho Tesouro do Verdadeiro Darma, conhecem e acreditam.

Tivemos a boa fortuna de encontrar os ensinamentos de Buda e, aparentemente, os compreendermos. Na verdade, compreendemos apenas uma parte, pensando ser tudo. Essa parte não é mais do que 120 ksanas. O fato de que não podemos compreender todos os ensinamentos de Buda é semelhante à nossa ignorância quanto ao tamanho de um ksana. Por isso, não devemos ficar orgulhosos de nossa limitada compreensão.

Vida-morte constantemente se transforma, momento após momento, queiramos ou não, sem um único momento de pausa. Mesmo profundamente apegados ao corpo-mente, sabemos que não há escapatória do nascimento, da velhice, da doença e da morte, pois no fim nem o corpo nem a mente nos pertencem. A vida, sujeita a nascimento-morte, passa mais rapidamente do que se possa imaginar.

Certa vez, durante a vida de Xaquiamuni Buda, um monge aproximou-se e perguntou:

"Por que a vida passa tão rapidamente?".

Buda respondeu:

"Mesmo que eu explicasse, você não entenderia".

O monge então questionou:

"Será que não há uma parábola que explique claramente?".

Buda respondeu:

"Sim, há. Ouça. Suponha que existam quatro ótimos arqueiros que, apanhando seus arcos e flechas, se ponham de costas uns contra os outros a fim de atirar suas flechas em cada uma das quatro direções. Se, nesse momento, um corredor rapidíssimo dissesse: 'Atire seus arcos simultaneamente e eu os apanharei antes que caiam no chão', você acha que ele seria um corredor rápido?".

O monge retornou:

"Sem dúvida, mestre".

Continuando sua explicação, Buda disse:

"Embora esse corredor seja velocíssimo, não se iguala a um yaksa* correndo no chão. Este não se iguala a um yaksa voando no ar, e este não se iguala aos Reis dos Quatro Cantos.**

Mesmo os reis não podem correr tão rápido quanto as carruagens do Sol e da Lua, as quais não se igualam aos seus ajudantes celestiais. Embora todos sejam velocíssimos, não se comparam à vida, que, sem um só momento de pausa, está constantemente nascendo-morrendo".

Adaptado por Monja Coen

---

* Yaksa: uma das oito espécies de demônios.

** Quatro reis mitológicos que protegem os continentes do Leste, do Sul, do Oeste e do Norte.

Conheça outros livros da autora

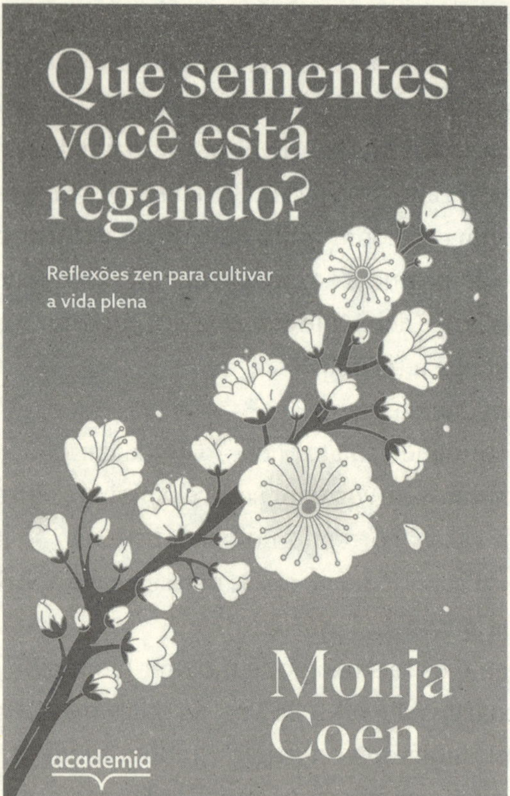

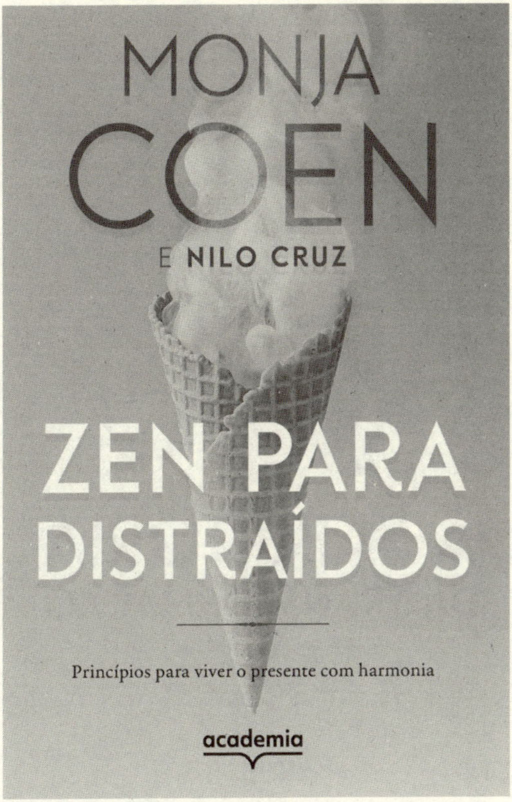
MONJA
COEN
E NILO CRUZ
ZEN PARA
DISTRAÍDOS
Princípios para viver o presente com harmonia
academia

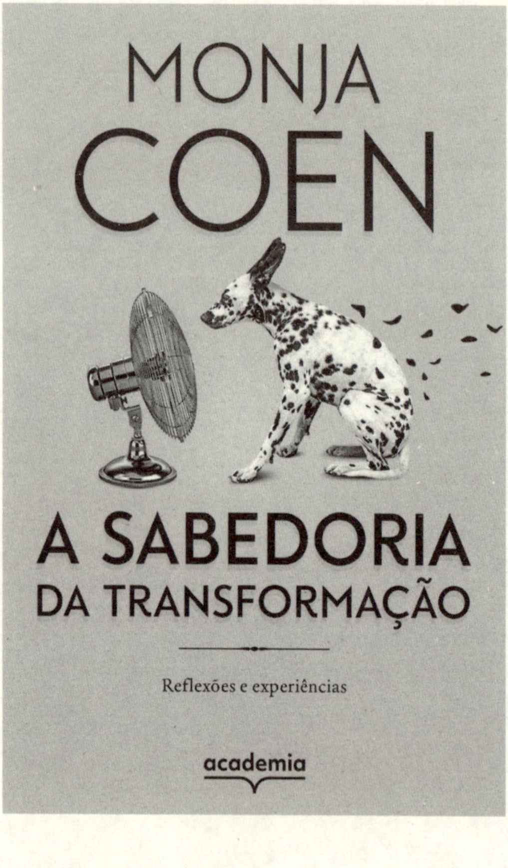
MONJA
COEN
A SABEDORIA
DA TRANSFORMAÇÃO
Reflexões e experiências
academia

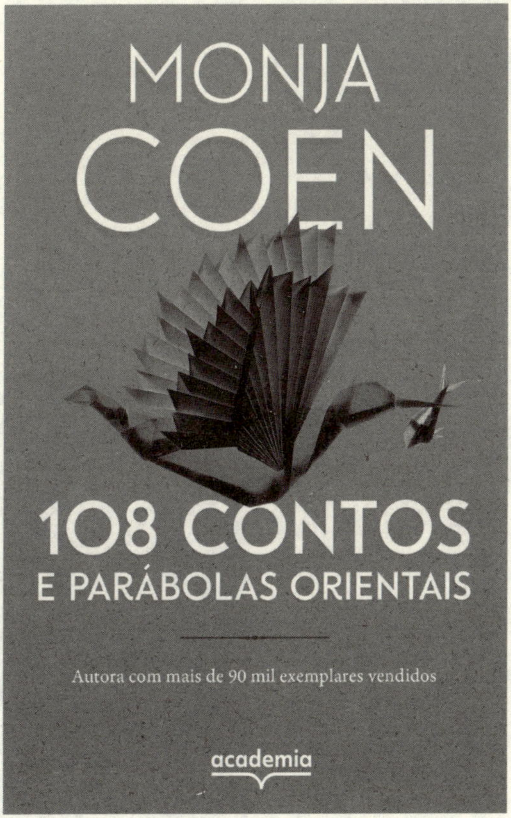
MONJA
COEN
108 CONTOS
E PARÁBOLAS ORIENTAIS
Autora com mais de 90 mil exemplares vendidos
academia

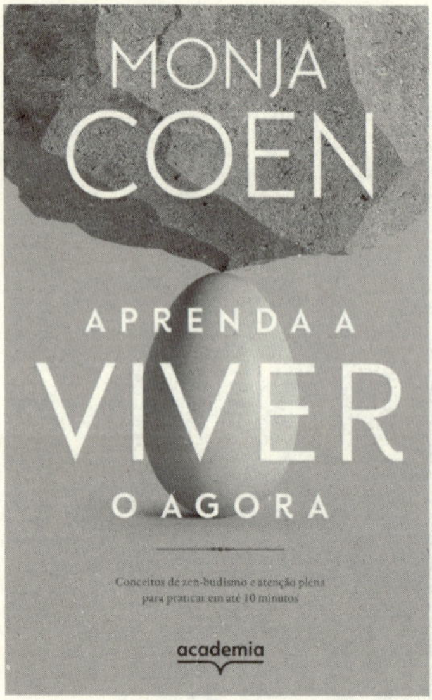
MONJA
COEN
APRENDA A
VIVER
O AGORA
Conceitos de zen-budismo e atenção plena
para praticar em até 10 minutos
academia

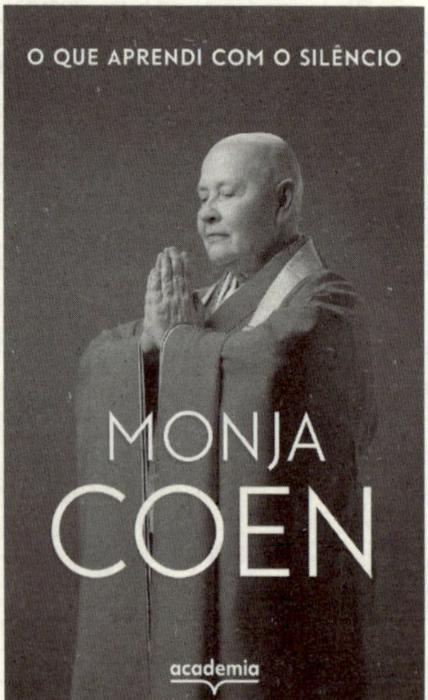
O QUE APRENDI COM O SILÊNCIO
MONJA
COEN
academia

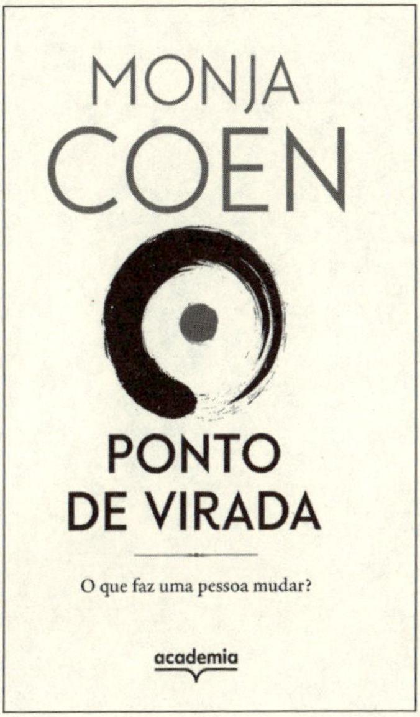
MONJA
COEN
PONTO
DE VIRADA
O que faz uma pessoa mudar?
academia

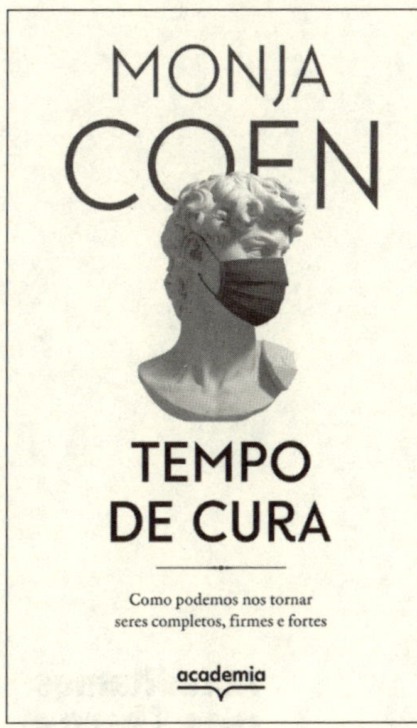
MONJA
COEN
TEMPO
DE CURA
Como podemos nos tornar
seres completos, firmes e fortes
academia

Acreditamos
nos livros

Este livro foi composto em Kepler Std e impresso pela Lis Gráfica para a Editora Planeta do Brasil em maio de 2024.